「現場の声」から
知る・考える・つくる

職場の女性の たばこ(喫煙)対策

～新型たばこから禁煙支援まで
事業の知識とその実際

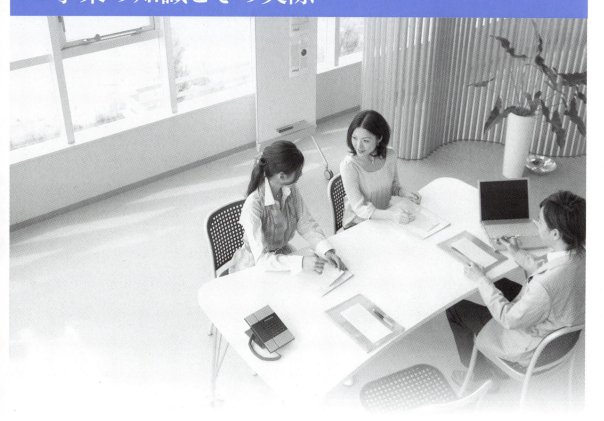

はじめに

　職場でのたばこ対策を進めようとする企業のみなさまや健保のみなさまの苦労を目の当たりにし、平成27年12月に、本著の前身にあたる「職場のたばこ(喫煙)対策」を発刊しました。「作業能率が落ちるから禁煙などととんでもない」「喫煙場所が遠くなると時間のロスが大きいから屋内に置いておかねば」「喫煙場所くらいあってもいいのでは」「喫煙者である上司や社内からの反発に、対策を躊躇してしまう」といった声に的確に対応しうるだけでなく、多くの職場での実践事例から成功事例と失敗事例を挙げることで、それぞれの現場に即した対策をとれるようにとの目的でした。

　しかし、その後みなさんから聞こえてきた声は、女性喫煙者への対応の困難さでした。「接客した顧客から、たばこ臭いとクレームが出ていることを伝えたのに禁煙しない」「喫煙者と非喫煙者の双子の女性の比較写真をみせてもビクともしない」「妊娠出産への影響を伝えても、もう産み終わったからいいと一蹴された」など、困難の声を多く聞きます。禁煙支援を提供しようとしても乗ってきにくく、その結果「何度注意してもダメ。あまりいうとセクハラとかパワハラとかいわれかねない。お手上げです」との意見もありました。

　女性の喫煙対策は、なすすべのないものでしょうか。そうではありません。本シリーズの第一巻「職場のたばこ(喫煙)対策」で、私は下記のように書きました。

　　まさに「職場でのたばこ対策の推進ほど難しいものはない」というところです。ところが「やったらやっただけ成果があがって楽しい」といった担当者もいます。さらには、「職場のたばこ対策の推進で、職場の雰囲気がよくなった」「たばこ対策は職場を変える鍵でした」との声も聞きます。多くの職域のたばこ対策に携わってきて、この正反対ともいえる言葉は「やり方を知っているか否か」だと気づきました。

　女性のたばこ対策においても、同様のことがいえます。賢い「やりよう」「進め方」のみならず「落とし穴」についても学んでおくことが、事業を効果的に推進することにつながります。

　女性の喫煙は、男性の喫煙に比べて健康への有害性が高いことがわかっています。また次世代の健康にも影響を及ぼしやすい立場です。本著では、喫煙が女性に及ぼす健康への影響について示すとともに、女性が手をだしやすい「新型たばこ」についても説明します。そして職場としての対策と同時に、実際に女性への禁煙支援はどのように進めるとうまくゆくのかを説明します。

　本シリーズの第一巻同様、本書が、はじめてたばこ対策担当になった人やすでに従事している人に役立つだけでなく、社内のあらゆる立場のみなさまの手元に置いていただくことで、職場のたばこ対策推進の一助としていただけることを確信しています。

平成29年12月

高橋　裕子

CONTENTS

第1章 なぜ、女性のたばこ対策が必要なのか ～女性のたばこの有害性と受動喫煙

- ●歴史と現状 ……………………………………………………………………… 6
- ●たばこの有害性と皮膚への影響 ……………………………………………… 8
- ●女性の健康への喫煙の影響 …………………………………………………… 9
- ●妊娠と出産への影響 …………………………………………………………… 12

第2章 新型たばこと受動喫煙 ～なにをどのようにすすめるべきか

- ●受動喫煙による健康被害 ……………………………………………………… 16
- ●空間分煙から全面禁煙へ ……………………………………………………… 19
- ●たばこ対策は、すべての職場で取り組むべき課題 ………………………… 20
- ●たばこ対策のコンセンサスを得るために …………………………………… 22
- ●たばこ対策の事業全体の流れを把握 ………………………………………… 26
- ●新しいたばこの登場 …………………………………………………………… 34
- ●電子たばこ ……………………………………………………………………… 36
- ●加熱式たばこ …………………………………………………………………… 40

第3章 たばこ対策担当者が知っておくべき女性喫煙者への個別の禁煙支援の実際

- ●たばこ対策担当者が禁煙支援の知識を必要とする理由 …………………… 44
- ●禁煙開始支援の基礎知識 ……………………………………………………… 44
- ●禁煙開始支援の実際 …………………………………………………………… 52
- ●禁煙継続支援の基礎知識 ……………………………………………………… 56
- ●禁煙マラソン …………………………………………………………………… 58

第4章 現場から学ぶ たばこ対策のピットフォール(落とし穴) ～「成功例」「失敗例」に学ぶ効果的な喫煙対策

- ●企画段階でのピットフォール ………………………………………………… 68
- ●手ごわい喫煙者への対応 ……………………………………………………… 75

第1章

なぜ、女性のたばこ対策が必要なのか

～女性のたばこの有害性と受動喫煙

この章では、職場における女性のたばこ対策の必要性について、健康問題としてはもちろん、歴史的な流れなど、さまざまな角度から考えます。

歴史と現状

● 歴史を振り返る

◉ 江戸時代から1950年代までの女性の喫煙

江戸時代の遊郭を写した浮世絵には、遊女がキセルとともに描かれているものも多くみられます。遊女が独自に調合した葉たばこを客に贈るという習慣もありました。また吉原遊郭などでは、遊女が格子の外の客に長キセルの吸い口を差し出すこと（吸付け煙草）が、一種の客寄せ行為としておこなわれていたそうです。（矢立煙管館ホームページ「花開く江戸文化」参照）

遊郭以外の女性の喫煙に関しては、記録にはほとんど残されていませんが、高齢女性が喫煙することもあった様子です。しかし儒教教育の影響といわれますが、他の東アジアの国と同様に、人の前で喫煙することは女性らしさをそこなう行為との社会的規範のもとに、一般女性、とくに若い女性の喫煙は少なかったと思われます。そしてこの傾向は、1950年代まで続きました。つまり、一般の女性が喫煙するようになったのは、この数十年間のことなのです。

◉ 女性をターゲットにした宣伝の出現と若い女性の喫煙の増加

男性喫煙率がピークに達した1959年（昭和34年）に、日本たばこ産業は「たばこは動くアクセサリー」というキャッチフレーズで女性をターゲットとしたたばこの宣伝を強化しました。当時の女性の独立を促す社会の風潮とあいまって、若い女性の喫煙が増加してゆきました。

男性の喫煙率は、1980年ごろからすべての年代で減少の一途をたどります。女性においても、それまでの喫煙の主流であった60歳以上の年代では男性同様に喫煙率が減少してゆきますが、若い女性の喫煙率は上昇し、1975年（昭和50年）から1980年（昭和55年）にはほとんどすべての年代の女性の喫煙率が15％程度で同一となる時期がありました。

その後も20代の女性の喫煙率は上昇を続け、1992年（平成4年）から2003年（平成15年）の間、20代女性の喫煙率は20％を超えていました。当時の女性の喫煙理由を尋ねた研究では、男性と同様に「なんとなく」「皆が吸っているから」といった理由が増加しています。

コラム　江戸時代のたばこ

1492年にコロンブスがアメリカ大陸に到達し、原住民からたばこを貰ったことから、喫煙習慣がスペインに伝えられました。

1543年、ポルトガル人によって種子島に鉄砲が伝来しました。それと前後してたばこも伝えられた様子です。慶長年間（1596～1615）の初期には長崎県内ではたばこの栽培がおこなわれ、その後次第に各地へと栽培が広がりました。当初は舶来品として高値がついていましたが、生産量が増えると一般庶民の手にわたり、喫煙習慣が広がってゆきました。火災の原因となることから、徳川家康（1543～1616）をはじめ、歴代の将軍によって喫煙禁止の令も出されましたが、喫煙習慣の広がりに歯止めをかけることはできませんでした。

江戸時代の植物学者の貝原益軒（1630～1714）は「養生訓」の中で、喫煙の健康への有害性について書いています。

「たばこには毒性があり、煙を吸うと、めまいがして倒れることがある。習慣になれば、ひどい害はなくなって、少しは役に立つこともあるとはいえ、損失のほうが多い。病気を引き起こすことがある。また、火災の心配がある。習慣になると癖になって、意地きたなく欲しがり、やめるのが困難になる。たばこを吸うと、やることが多くなって仕事が面倒になり、下男を煩わすことになる。貧しい者にとっては、出費もばかにならない。たばこは、はじめから吸わないにこしたことはないのである。」

（養生訓第4巻　訳註：松宮光伸）

第1章 なぜ、女性のたばこ対策が必要なのか

● 現在の女性の喫煙状況

　20代の女性の喫煙率は2001年（平成13年）ごろを境に減少に転じました。学校での喫煙防止教育の普及や社会の禁煙化の流れの中で、まず中学生、高校生の喫煙率が減少し、ついで20代の女性の喫煙率が減少したと考えられています。

　かわって上昇していったのが30代の女性の喫煙率です。20代の女性の喫煙率が減少に転じた2001年ごろから増加しはじめ、2003年には20代の女性の喫煙率を超えました。

　これは、30代になって女性が喫煙を開始するというよりも、20代であった女性が30代になり、そのあとに続く20代の世代が喫煙していないことによる変化と考えることが妥当と思われます。

　日本たばこ産業の「2017年全国たばこ喫煙者率調査」では、成人女性の平均喫煙率は9.0％であり、喫煙率が一番高い年代は40代の13.7％、ついで50代の13.1％であり、最低は60歳以上の5.6％です。若い女性の喫煙率は、20代が7.0％、30代が11.5％と、年々低下しています。

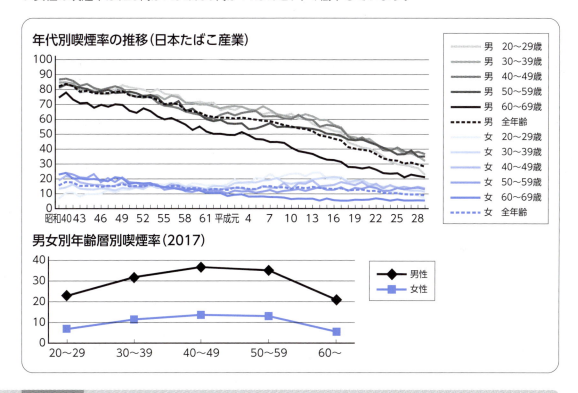

年代別喫煙率の推移（日本たばこ産業）

男女別年齢層別喫煙率（2017）

コラム　日野原重明先生と禁煙

　男性の喫煙がもっとも多かった1960年代は、「喫煙は男性の崇高な趣味趣向」「喫煙は日本古来の文化」といったことがいわれた時代でした。禁煙の重要性を社会にアピールする医師は少なかったのですが、聖路加国際病院名誉院長の日野原重明先生（2017年、105歳で逝去）は当時から禁煙の重要性に気づき、2006年には「日本禁煙科学会」を設立しました。設立当時は「嫌煙権」という言葉があり、たばこに関しては「好き」「嫌い」との感情に基づく論議もありましたが、日野原重明先生はこのような考え方ではなく、禁煙や喫煙をサイエンス（科学）の目でとらえて考えることが重要であると提唱し、自らが立ち上げた学会名に「科学」の2文字を入れました。

たばこの有害性と皮膚への影響

●たばこの有害性

　たばこ依存症は、国際疾病分類第10版（WHO：世界保健機関、1992年）によって疾病と認められています。そして、たばこによる健康への害については、医学的には極めて明確になり、喫煙は「病気の原因のなかで予防可能な最大の単一の原因」として位置づけられています。

　たばこは、がんや呼吸器疾患の発症、脳卒中や心臓病などの心血管イベント発生など、喫煙者本人に命に関わる疾患を引き起こすのはもちろんのこと、多くの疾患のリスク要因であり、日本人の疾患死亡原因の第1位をしめています。とくに女性の喫煙は男性以上に深刻な影響を及ぼします。

●がんによる死亡の相対危険度
（非喫煙者を1とした時の喫煙者の危険度）

相対危険度	男	女
平山らによる調査（1966-82）	1.7	1.3
厚生省研究班による調査（1990-97）	1.5	1.6

●循環器病による死亡についての相対危険度
（非喫煙者を1とした時の喫煙者の危険度）

相対危険度	男	女
循環器病	1.4	1.5
虚血性心疾患（心筋梗塞、狭心症等）	1.7	－
脳卒中	1.7	1.7

資料：1980-90年の循環器疾患基礎調査（NIPPON DATA）

●日本人の病気の原因の第1位は喫煙

　「喫煙以外にも健康に悪いことは数多くある。たばこだけを取り上げるのはおかしい」といわれることがありますが、日本人の疾患死亡原因の第1位であることを考えるとき、禁煙推進の重要性が明白になります。

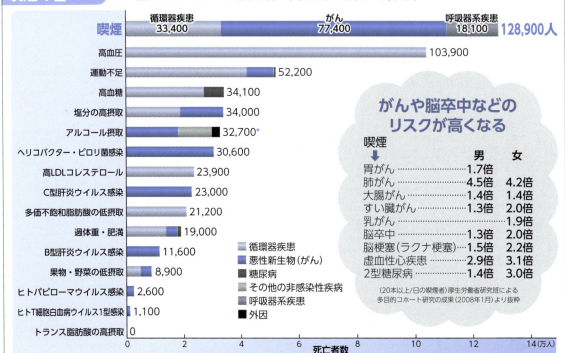

■日本人の疾患死亡に影響する因子

喫煙の害　わが国におけるリスク要因別の関連死亡者数－男女計（平成19年）

要因	死亡者数
喫煙（循環器疾患33,400／がん77,400／呼吸器系疾患18,100）	128,900人
高血圧	103,900
運動不足	52,200
高血糖	34,100
塩分の高摂取	34,000
アルコール摂取	32,700*
ヘリコバクター・ピロリ菌感染	30,600
高LDLコレステロール	23,900
C型肝炎ウイルス感染	23,000
多価不飽和脂肪酸の低摂取	21,200
過体重・肥満	19,000
B型肝炎ウイルス感染	11,600
果物・野菜の低摂取	8,900
ヒトパピローマウイルス感染	2,600
ヒトT細胞白血病ウイルス1型感染	1,100
トランス脂肪酸の高摂取	0

凡例：循環器疾患／悪性新生物（がん）／糖尿病／その他の非感染性疾患／呼吸器系疾患／外因

がんや脳卒中などのリスクが高くなる

喫煙
	男	女
胃がん	1.7倍	
肺がん	4.5倍	4.2倍
大腸がん	1.4倍	1.4倍
すい臓がん	1.3倍	2.0倍
乳がん		1.9倍
脳卒中	1.3倍	2.0倍
脳梗塞（ラクナ梗塞）	1.5倍	2.2倍
虚血性心疾患	2.9倍	3.1倍
2型糖尿病	1.4倍	3.0倍

（20本以上/日の喫煙者）厚生労働省研究班による多目的コホート研究の成果（2008年1月）より抜粋

＊アルコール摂取は、循環器疾患死亡2,000人、糖尿病死亡100人の予防効果が推計値として報告されているが、図には含めていない。

(Ikeda N, et al：PLoS Med. 2012；9(1)：e1001160.)

女性の健康への喫煙の影響

女性の喫煙は男性の喫煙よりも影響が大きいといわれます。
女性の喫煙の有害性に関しては、皮膚への影響のほか、妊娠出産への影響、その他の疾患への影響にわけられます。

● 皮膚への影響

女性がいやがる喫煙の影響として、まっさきに挙げられるのが肌への影響です。喫煙の皮膚への影響は、女性だけに限定したものではなく、男性にも同様に起こります。

喫煙の皮膚への影響

1	ヤニの付着による指の着色
2	口腔内への影響　色素沈着
3	皮膚の老化
4	皮膚がんリスクの増加
5	創傷治癒への影響
6	その他の皮膚疾患 　接触皮膚炎、アトピー性皮膚炎、Psoriasis掌蹠膿疱症（しょうせきのうほうしょう）、Cutaneous lupus erythematous 　毛根への影響（脱毛）　など

(Int J Dermatol 2012 Mar;51(3):250-262 Smoking and the skin Ortiz A et al)

● 皮膚の老化についての研究

2017年、株式会社ポーラ（本社東京）は、喫煙者と非喫煙者の肌の状態について分析を行いました。それによると、喫煙者は5年、肌の老化が早いということでした。

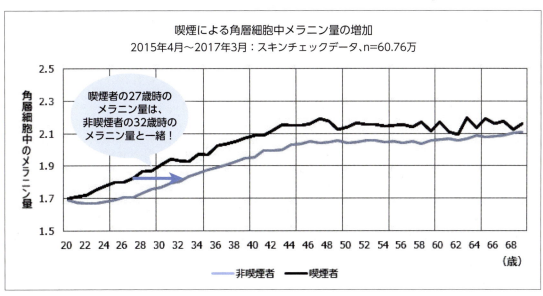

（出典：株式会社ポーラ）

※縦軸のメラニン量について：
　角層細胞中のメラニン量を5段階評価し、年齢ごとに平均を算出

また、こちらは学術誌に掲載された写真です。通常よく使用される双生児の皮膚の写真の中には、化粧で作成したものがありますが、下記は日照、居住地、生育状況、勤務状況、年齢などすべての条件を一定にしたうえでの双生児での喫煙の皮膚への影響を示す写真で、上段が喫煙者です。皮膚の老化の結果、喫煙者では皮膚に深いしわができやすくなります。

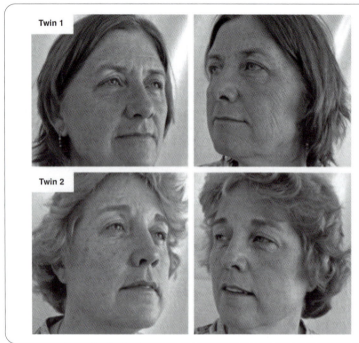

Figure 3 Smoker's face in a smoker twin. Note significant differences of appearances of the smoking twin 1 and non-smoking twin 2. Twin 1 has a smoking history of approximately 52.5 pack-years, i.e. number of packs of cigarettes smoked per day multiplied by the total number of years smoked. Both twins have similar cumulative lifetime history of sun exposure (with permission from Ref. 11)

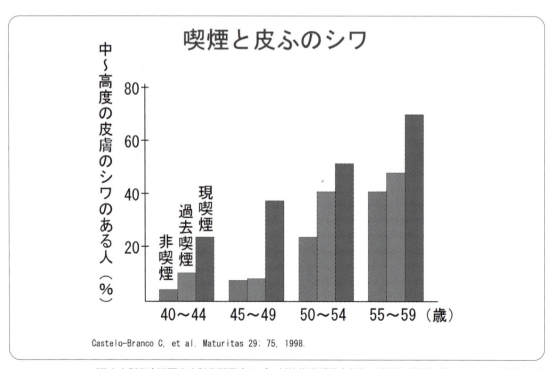

Castelo-Branco C, et al. Maturitas 29: 75, 1998.

（日本内科学会旧認定内科専門医会タバコ対策推進委員会制作／喫煙と健康に関するスライド集より）

がん

　喫煙はがんの第1の要因です。下記以外にも、女性の喫煙と子宮頸がんとの関連について、国外の疫学研究では一致したリスク増加が示されており、喫煙量が増えるほどがんが増えること、禁煙後のリスクの減少、どうして子宮頸がんが増えるのかについても十分な証拠があります。また、たばこに含まれる発がん性物質がヒトパピローマウイルス（子宮頸がんの原因となるウイルス）の持続感染を促進するともいわれています。

明瞭な証拠（エビデンス）を有するもの（主要な原因）	中咽頭がんや膀胱がん
強い証拠を有するもの	膵臓がんや腎臓がん
強い可能性を有するもの（証拠は限定的）	喉頭がんや食道がん
可能性があるもの	肝がんや結腸直腸がん

（すべて喫煙している女性について）

循環器疾患

　喫煙は女性の冠状動脈性心疾患の主要な原因です。喫煙数と喫煙期間が増えるとリスクが増加します。喫煙している女性は、虚血性脳卒中（脳に血液を供給する動脈に血栓ができる）と、くも膜下出血（脳周囲の出血）のリスクが高く、6倍にも及びます。また、喫煙している女性は、末梢血管アテローム性動脈硬化症のリスクが高くなります。

　ただし、禁煙すると、女性の年齢を問わず冠状動脈性心疾患リスクは軽減します。リスクは、禁煙後1年または2年以内に大幅に減少します。禁煙後、10〜15年で脳卒中のリスクは、非喫煙女性のリスクに近づきます。

COPD（慢性閉塞性肺疾患）

　喫煙は、女性のCOPDの第1の原因です。たばこの使用量と持続時間に伴って発症リスクが増加します。女性のCOPDによる死亡率の約90％は喫煙に起因するといわれ、COPDの死亡率は過去20〜30年間に女性で増加しています。

関節リウマチ

　関節リウマチは女性に多くみられる疾患ですが、喫煙は関節リウマチの発症リスクを増大させるだけでなく、関節リウマチの重症化や治療薬反応性、さらには関節リウマチの関節外症状（間質性肺炎や心血管障害など）の悪化要因となることが指摘されています。

　なお、歯周病の病原菌が関節リウマチの発症と深くかかわっていることが明らかになりました。

骨粗しょう症と大腿骨頭骨折

　米国では2004年に、喫煙が閉経後女性の骨密度低下や大腿骨近位部骨折（大腿骨頭骨折）に関して十分な因果関係があると報告されました。喫煙女性では、股関節骨折（大腿骨頭骨折）のリスクが1.36倍に高まります。これは骨粗しょう症が起こりやすくなるためで、寝たきりの原因になります。

　女性の喫煙者で大腿骨頭の骨折が多い理由としては、骨密度の低下（骨粗しょう症）に加え、喫煙によるエストロゲンの低下や体重減少によって骨量低下を招いて転倒しやすくなるからと考えられています。

　2016年に女性における喫煙、禁煙と骨折リスクの関連について、75歳の女性1,033人を10年追跡した研究結果が発表されました。それによると、喫煙者、禁煙者は非喫煙者に比べ、すべての骨折は1.30（95%CI 1.03-1.66）、1.32（1.01-1.73）倍に、骨粗しょう症性骨折は1.31（1.01-1.70）、1.49（1.11-1.98）倍になっているとの結果でした。

　なかでも椎体骨折は、非喫煙者に比べ、喫煙者では2.3（1.57-2.38）倍、禁煙者でも1.38（0.93-2.04）倍であり、40年以上の喫煙者は40年未満に比べ2.66倍（1.57-4.53）にも上っていました。

● 月経痛・月経不順

　非喫煙者に比して喫煙者は50％以上も月経痛を訴え、1日に10本以上喫煙する女性では1.9倍、あるいは9年以上の喫煙年数を有する女性では3.4倍に上ります。
　禁煙後には月経痛が減じることが報告されています。喫煙者では月経周期不順が多く、禁煙後には正常に復することが多くみられます。

● 閉経と更年期障害

　喫煙女性は閉経が早まりやすく、非喫煙者に比べ平均2年程度早まること、40歳から44歳の女性における研究では喫煙者では閉経者が非喫煙者の2倍以上となるということが報告されています。しかし、禁煙した女性は、閉経の時期は喫煙時より遅くなり、非喫煙女性と喫煙女性の中間となるという研究があります。
　また、喫煙している女性は更年期障害の悪化が報告されています。

> **コラム　喫煙と経口避妊薬のこわい関係**
>
> 　喫煙している女性が経口避妊薬を服用すると、心筋梗塞のリスクが高まることが報告されています。経口避妊薬を服用するときには必ず禁煙することが強く求められます。また喫煙している場合、経口避妊薬を服用していても、望まぬ妊娠率が2倍になることもわかっています。

妊娠と出産への影響

● 妊娠・出産時のリスク

　喫煙している女性は、受胎の遅延、原発不妊症および続発不妊症のリスクが上昇します。また、妊娠中に喫煙する女性は、妊娠合併症、早産、低出生体重児、死産、乳幼児死亡のリスクが上昇します。子宮外妊娠（卵管や腹腔妊娠）のリスクがわずかに増加するとの報告があります。

●循環器病による死亡についての相対危険度

	相対危険度	文　献
流産	1.2-3.4	Armstrong BG, et al. Am J Public Health.1992;82(1):85. Dominguez-Rojas V, et al. Eur J Epidemiol. 1994;10(6):665.
死産	1.2-1.4	Cnattingius S, et al. BMJ.1988;297(6643):258 Raymond EG, et al. Br J Obstet Gynaecol.1994;101(4):301
前期破水	1.9-4.2	Hadley CB, et al. Am J Perinatol.1990;7(4):374 Harger JH, et al. Am J Obstet Gynecol.1990;163(1 Pt 1):130.
早産	1.3-2.5	Heffner Ll, et al. Obstet Gynecol.1993;81(5(Pt 1)):750. Cnattingius S, et al. Am J Obstet Gynecol.1993;168(1 Pt 1):16.
常位胎盤　早期剥離	1.4-2.5	Raymond EG, et al. Acta Obstet Gynecol Scand. 1993;72(8):633 Ananth CV, et al. Am J Epidemiol.1996;144(9):881
前置胎盤	1.4-4.4	Handler AS, et al. Am J Obstet Gynecol.1994;170(3):884. Chelmow D, et al. Obstet Gynecol.1996;87(5 Pt 1):703.

出典：禁煙科学　小西郁生他

コラム　出生時体重への影響

1957年にSimpsonが「喫煙は出生児の体重を減少させる」ことを初めて発表しました。出生児の体重は喫煙本数に応じて減少します。この体重減少は早産によるものではなく、分娩予定日（妊娠40週0日）に産まれた場合でも低体重児出生が増加します。「小さく生まれればお産が楽でいい」と考える人がいれば大間違いです。喫煙での低体重児の出生は、単に体重が少ないだけでなく、さまざまな身体機能の成熟不足をともなうからです。

妊婦が受動喫煙を受けると、出生児の体重が50〜100ｇ程度減少することも示されています。

● 授乳への影響

授乳期間中の喫煙は、受動喫煙を通じて直接的に乳児に悪影響を及ぼすほか、母乳中のニコチンを介しても悪影響を及ぼします。母乳中のニコチン濃度は、血中ニコチン濃度と同等〜3倍程度になります。
このニコチンによって、授乳期には次の2つの影響が及びます。

1）母乳量の低下
　ニコチンによる血管収縮作用により、母乳量が低下します。1日に4本以上喫煙する授乳婦では、母乳分泌量は10〜20％低下し、喫煙量が多いほど低下します。

2）乳児の発育不良
　母乳中のニコチンによって、嘔吐、下痢、脈拍増加、落ち着きがない注意欠陥多動性障害（ADHD）などの症状が乳児に現れることが報告されています。

● 次世代への影響

同居者の喫煙によって、乳幼児突然死症候群（SIDS）、気管支喘息、呼吸器疾患、肺炎、アレルギー（アトピー性皮膚炎、鼻炎など）などのリスクが高まります。両親が喫煙している家庭の小児呼吸器疾患の発症頻度は、喫煙していない家庭に比べて約3倍です。

授乳終了後においても、1日のうち長い時間を子どもといっしょに過ごす母親は、次世代の健康に大きな影響ももっています。母親が喫煙していると、子どもの呼吸器疾患や喘息発作の誘発なども引き起こします。乳幼児突然死症候群（SIDS）は両親のどちらが喫煙していても6倍までリスクが高まります。

母親の喫煙は次世代の喫煙につながりやすいことがわかっています。しかし親が禁煙すると子どもの喫煙は防がれます。

コラム　誤飲事故

たばこの誤飲事故は、依然として子どもが遭遇する事故のトップを占めています。2015年度の乳幼児の家庭内の誤飲事故は286件で、もっとも多かったのが「たばこ」の63件（22.0％）です。

市販の紙巻きたばこには、1本当たり16〜24mgのニコチンが含まれています。ニコチンの急性致死量は成人で40〜60mg、幼児では10〜20mgとされますが、通常はニコチンの催吐作用のためにたばこを吐き出してしまうことが多く、たばこをそのまま誤飲した場合には中毒症状の出現頻度は低く、重症化することもまれです。

しかしながら、水に浸されたたばこが溶け出した浸出液は高濃度のニコチンを含有し、重篤な中毒症状を引き起こします。

禁煙して家庭内の喫煙者がいなくなれば、この事故は防げます。

第2章

新型たばこと受動喫煙
～なにをどのようにすすめるべきか

新型たばこへの対策、受動喫煙防止の推進に必要な情報を現状把握、エビデンスをもとにまとめました。

受動喫煙による健康被害

● 受動喫煙の周囲への影響

　受動喫煙（他人のたばこの煙を吸わされること）によっても、さまざまな健康被害がおこります。

　目の前でたばこを吸わなくても、喫煙後30〜45分間は、喫煙者の呼気から有害物質が吐き出されることや、屋外で喫煙しても、屋内にいる子どもからたばこ由来の有害物質が検出されることがわかってきました。

　このように、受動喫煙の害については、確固としたエビデンスが積み重ねられてきました。受動喫煙は男性女性ともに強く影響を受けます。職場において、一人ひとりの労働者の健康を守るために、受動喫煙防止は強力に進める必要があります。

● 目でみる受動喫煙の影響

　女性は男性以上に、受動喫煙の影響を強く受けます。受動喫煙に惹起された疾患での死亡者数は、女性は男性の2倍以上だといわれています。

●受動喫煙に起因する肺がん・虚血性心疾患による年間死亡数

受動喫煙を受ける場所	疾患	受動喫煙起因年間死亡数	
		男性	女性
家庭	肺がん	201人	1,131人
	虚血性心疾患	206人	1,640人
職場	肺がん	448人	340人
	虚血性心疾患	1,366人	1,471人
	小計	2,221人	4,582人
	合計6,803人		
	うち職場3,625人		

資料　独立行政法人国立がん研究センター・「喫煙と健康」WHO指定研究協力センター

コラム　サードハンドスモーク（三次喫煙）

サードハンドスモークの例

- 喫煙が終わった後、たばこの汚染物質が屋内に残留する
- 壁紙や天井、カーテン、じゅうたん、家具類にしみ込んだたばこ成分がその後長く拡散しつづける
  （床の上をハイハイする赤ちゃんやペット類がもっとも多くの三次喫煙を受ける）
- 外で喫煙して戻ってきた人の肺から有害物質が呼出される
- 外で喫煙した人の髪の毛や衣類にたばこの煙が吸着し、屋内で拡散する

　サードハンドスモークは通常の受動喫煙（二次喫煙）に比べて微量ですが、受動喫煙に安全なレベル（閾値）は存在しません。喫煙した人の肺からの有害物質の呼出は40分以上続くことから、屋外の喫煙の後は屋内に戻るまでに40分以上の深呼吸が必要とのデータもあります。サードハンドスモークを防ぐために、勤務時間内禁煙とした職場もあります。

　しかしながら、サードハンドスモークを防止するには、禁煙以外の方法では困難です。子どもや乳幼児が家庭内にいる場合は、サードハンドスモークを防止するためにも禁煙を強く勧めてください。

● 受動喫煙の有害性が明確に

2004年に、ほんのわずかな受動喫煙でも危険であり、心臓発作が急激に増加することが判明しました。

これらの医学的な受動喫煙の有害性の明確化にともない、2006年には米国軍医総監から「受動喫煙に起因する健康影響に関する結論」として

1　受動喫煙は深刻な健康被害をもたらす
2　受動喫煙は危険である
3　受動喫煙に安全なレベル（閾値）は存在しない

の3つの結論が示されました。

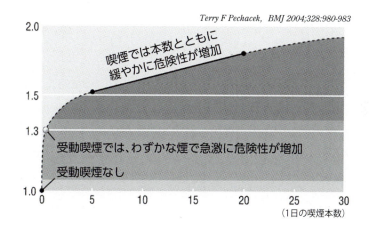

コラム　受動喫煙対策は三次喫煙対策まで含むことが望ましい

三次喫煙による疾患の増加は、現時点ではまだ検証されていません。疾患の増加という形での検証には、10年以上の年月がかかるといわれています。さらに受動喫煙の中でも、三次喫煙は目の前で喫煙していないだけに、検証が困難な場合があります。

しかし、受動喫煙は微量であっても有害で完全に防がねばならない（許容される閾値は存在しない）とのことをかんがみるとき、三次喫煙に関しても、疾患リスクが検証されてから防ぐのではなく、現時点で防ぐことが必要であることは自明です。

三次喫煙まで視野にいれての喫煙対策を推進している職場が増えてきました。北陸科学技術大学院大学では2017年10月からの敷地内禁煙にともない、職員（学生）が喫煙したあと45分間はキャンパスに戻ることを禁止するとしています。

目の前での喫煙と違って防ぎにくいのが三次喫煙であり、組織ぐるみでの取り組みが一層重要な部分といえましょう。

コラム　受動喫煙の害は「PM2.5」の測定で「見える化」

　大気汚染の深刻化を伝えるニュースなどで、一躍認知度の高まったPM2.5。これは煙に含まれる微粒子のことで、粒子サイズが小さいことから呼吸器への影響が大きく、WHOでは基準を設けて規制しています。大気中のPM2.5の濃度については、健康を保護するための目安として、環境省は「1年間の平均値が15μg/m³以下、かつ1日の平均値が35μg/m³以下」と基準を定めています。2013年2月に環境省が設置した専門家会合では、都道府県などが外出を自粛するなどの注意喚起を行う目安を「1日平均値が環境基準の2倍である70μg/m³」と設定しました。

　喫煙室での測定では通常の規制レベル以上の濃度であることが多く、劣悪な状況であることが示されます。また喫煙室のドアの開閉ごとに規制レベルを上回るPM2.5の流出が観察されますので、喫煙室の撤去が必要であることを明確に示すことになります。

　このように、たばこの害を数値として「見える化」することは、事業主や他部署などへの理解や協力が得やすくなり、たばこ対策の推進への大きな力になります。

▶PM2.5 測定の事例　喫煙室と喫煙室前の粉じん測定結果

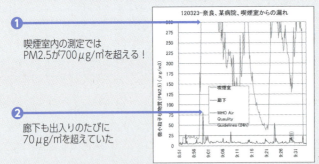

❶ 喫煙室内の測定ではPM2.5が700μg/m³を超える！

❷ 廊下も出入りのたびに70μg/m³を超えていた

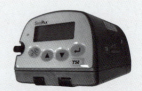

粉じん計測器
PM2.5など0.1μmの粒子を測定できる。腰にベルトでつけることができる小型・軽量のもののほか、さらに小型の測定器も発売されている。

★❶❷により、喫煙所を撤去した

▶徳島市内の公共的施設・空間における受動喫煙曝露の実態調査
[徳島阿波おどり空港、屋外喫煙コーナー（2010年6月30日、10:59～11:12）]

産業医科大学　産業生態科学研究所
健康開発科学研究室　大和　浩先生発表資料による
www.tobacoo-control.jp/

風下17メートルでもWHOの環境基準（24時間）を超える高い濃度の受動喫煙を受けていることが認められた。

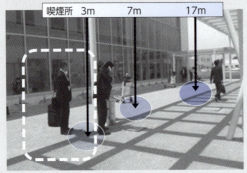

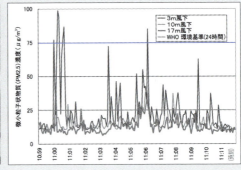

PM2.5
大気中に浮遊している2.5μm（1μmは1mmの千分の1）以下の小さな粒子のことで、以前から環境基準を定めて対策を進めてきた浮遊粒子状物質（SPM：10μm以下の粒子）よりも小さな粒子。PM2.5は粒子が非常に小さいため（髪の毛の太さの1/30程度）、肺の奥深くまで入りやすく、呼吸系への影響に加え、循環器系への影響が心配されている。

空間分煙から全面禁煙へ

●「空間分煙」は受動喫煙の防止にならない

　職場における喫煙対策のためのガイドラインでは、受動喫煙防止対策として「空間分煙」と「全面禁煙」が挙げられています。

　「空間分煙」は、喫煙室のみで喫煙を認め、喫煙室以外の場所は禁煙とすることであり、たばこの煙がもれない喫煙室の設置が必要です。そしてたばこの煙がもれない喫煙室を設置するのには費用がかかるため、喫煙室の設置費用について一定の補助を行っています。ただ、喫煙室は初期費用だけでなく、維持するための費用が必要となります。しかもこうした喫煙室を設置しても、ドアの開閉により廊下側に受動喫煙が生じることが検証されています。つまり「空間分煙」は、ガイドラインでは喫煙対策として認められているものの、医学的な観点からは受動喫煙防止にはなりません。

　煙は予想以上に広範囲に広がりますが、喫煙した人が職場に戻ってから吐き出す呼気や衣服などから生じるサードハンドスモーク（三次喫煙）などの問題もあります。さらに、近年の研究でわずかな受動喫煙でも心臓発作リスクが増大するなどの有害性が検証されました。そうしたことから、現在医学的には、受動喫煙は完全に防ぐべきものであり、そのためには敷地内（全面）禁煙が必要と考えられています。

　喫煙場所の撤去や敷地内全面禁煙は、喫煙者の禁煙動機を強めるとともに、禁煙にチャレンジした時に禁煙が継続しやすくなるという大きなメリットもあります。つまり全面禁煙は喫煙者にもメリットになるのです。

　また、電子たばこや加熱式たばこは、「周囲に出てくる煙は水だけ」といった説明がなされていましたが、電子たばこや加熱式たばこについては、36～41ページを参照してください。

コラム　知っていますか？　たばこ規制枠組条約（FCTC）

　全世界をあげて、たばこ規制をすすめるため、「たばこの規制に関する世界保健機関枠組条約」（WHO Framework Convention on Tobacco Control）が、平成15年5月にWHOの総会で採択され、平成17年2月から発効しました。日本は平成16年6月に批准しています。条約には、たばこの消費、受動喫煙が健康・社会・環境・経済に及ぼす破壊的な影響から、現在と将来の世代を保護するとの目的が掲げられ、たばこの消費を減らすために、たばこの価格の引き上げやパッケージの警告の強化、広告の規制、受動喫煙の完全な防止など、各国が実施すべき方策がすべて明記されています。たばこは、もはや個人のマナーやモラルの問題ではなく、全世界で取り組んでいくべき健康問題です。

　たばこ規制枠組条約では、定期的に条約締結国での条約の順守状況を調査して報告しています。日本では小学校や中学高校の敷地内禁煙は90％以上、医療機関の敷地内禁煙も90％以上といわれていますし、路上喫煙禁止は県庁所在地をはじめ多くの都市で実施されています。しかしFCTCの調査では、日本に○がついているのは航空機での禁煙の項目だけです。

　たばこ規制枠組条約は、条約ですので国としての実施を定めたものです。日本での学校敷地内禁煙や医療機関の敷地内禁煙、路上喫煙禁止は、自治体や管轄省庁、あるいは自発的な動きとして実施されているものであって、国としての法律はありません。ですからFCTCの調査で評価されていないといっても、日本国内で教育機関や医療機関の禁煙化ができていないということではありません。

たばこ対策は、すべての職場で取り組むべき課題

● 職場という視点から、たばこ対策を点検してみる

　職場において、たばこ対策を考えるときに、個人の嗜好や健康問題として強調されることが多々あります。確かに、喫煙すること自体は個人に決定権がありますが、職場という視点で考えると、喫煙が要因と考えられるさまざまな問題点をあげることができます。

　具体的には、労働者自身の健康障害はもちろん、受動喫煙による健康被害や労働環境の悪化、医療費の上昇、生産性の低下、労働災害の発生など、職場のさまざまな課題と喫煙は大きくかかわっています。

　つまり、上記のような課題に対して、それぞれに対策も重要ですが、たばこ対策の推進によって、複数の課題解決に向けて一気に前進させることが可能です。こうした課題解決として、たばこ対策の必要性を記述していきます。

たばこ対策の推進による課題解決

★労働者の健康支援　　　**★安全配慮義務**

健康問題
- 労働者の健康障害の防止
- 受動喫煙の防止

労働衛生
- 職場環境の改善
- プレゼンティーイズムの改善
- 労働災害の防止

経済コスト
- 喫煙室のランニングコストの縮減
- 労働時間のロスの減少
- 生産性の向上
- 医療費の抑制

その他
- 企業イメージの向上
- 人材の確保
- 顧客からのクレーム発生の防止

★生産性の向上　　　**★CSR(企業の社会的責任)**

すべてのソリューションとして
たばこ(喫煙)対策の推進

連携　経営・労働組合・健康保険組合
　　　　人事労務・管理監督者・健康管理担当・産業医・産業保健専門職

● たばこ対策事業の三本柱

　世界銀行の調査では、過去に喫煙率の減少に役立ったのは、「たばこ価格の値上げや入手困難」、次いで「禁煙キャンペーン」「喫煙場所の制限や禁止」「禁煙支援」でした。

　たばこの価格の値上げは、職場ではできませんが、「環境整備（禁煙化・受動喫煙防止）」「教育・啓発（啓発やキャンペーン）」「禁煙支援（治療）」の3つは職場でできることです。

　職場でのたばこ対策推進においても、この3つの柱をしっかり実施することが重要となります。

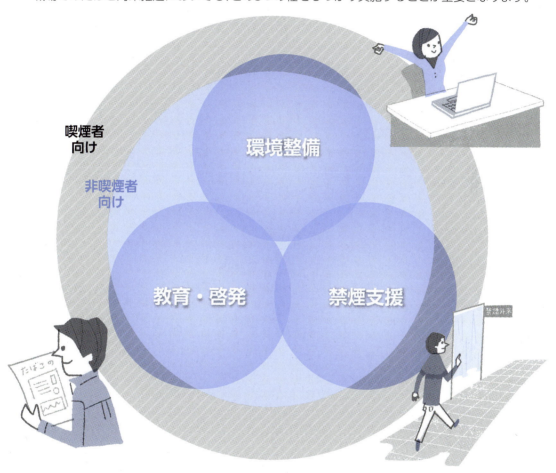

コラム　オリンピックと禁煙

　世紀の祭典とされるオリンピックは注目を集めるのに最適な場であり、1930年代にはたばこ会社のコマーシャルがオリンピックにつきものでした。

　1980年代になってこれに疑問が呈されるようになり、1988年、カナダ（カルガリー）での冬季オリンピックにて、初めてのたばこのないオリンピックが開催されました。以後IOCはオリンピック会場のみならず周囲の街の禁煙化や、さらには開催地における罰則付きの禁煙化の法律あるいは条例を求めるようになり、2000年以後のオリンピックはすべて罰則付きの禁煙法あるいは禁煙条例のもとに開催されています。2020年の東京でのオリンピックも、こうした流れからも禁煙に関する罰則つき規定を設けての開催になることが求められています。

たばこ対策のコンセンサスを得るために

● たばこ対策のメリットに職場の意識を向ける

　たばこ対策を進めていくことは、いまや職場の常識になりつつあります。職場のたばこ対策の推進によって、労働者の疾病予防や健康の保持増進のみならず、コストの削減、生産性の向上、企業としてのイメージアップ、顧客満足度の向上など、さまざまなメリットがうまれます。

　たばこ対策をスムーズにすすめるには、こうしたたばこ対策のメリットを明確に伝え、職場全体でメリットに意識を向けるようにすることです。「空気がきれいになった」「禁煙する人があらわれた」など、たばこ対策担当者自身も、さまざまな機会をとらえて、たばこ対策のメリットを広報するようにしましょう。

● たばこ対策は喫煙者にとってもメリット

　たばこ対策は喫煙者にも大きな恩恵があります。例えば、喫煙場所を減らすことは、喫煙者との対立を引き起こして当然と思われがちですが、実際にはそうとは限りません。喫煙場所を減らして喫煙しにくくすることが、喫煙者の禁煙動機付けにつながることも少なくないからです。

　実際、禁煙したことを後悔する人はいません。仕事の能率が上がるようになった、集中力が持続するようになった、家族のせきが減った、喫煙場所を探さなくてよくなった、においを気にしなくてよくなった、食後に家族とゆっくり話すようになった、ものごとを前向きに考えられるようになったなど、禁煙により健康面以外にも多くのメリットを得ることができます。その結果、たばこ対策の推進を「禁煙への良いきっかけを与えてくれた」と感じ、担当者は感謝されます。つまり、本来はたばこ対策は、喫煙者にとってもメリットの多いものであるはずです。

　もちろんそのためには、喫煙場所を減らすだけでなく、禁煙方法をふくめた知識・啓発や、希望者が禁煙治療を受けることができるような体制づくり（禁煙外来や禁煙支援薬局への紹介体制の構築など）が必要です。こうした対策があれば、喫煙者はたばこ対策を自分にもメリットのあるものとして受け止めることができます。

　もっともまずいのは、喫煙場所を減らすだけで、教育・啓発や禁煙支援対策を講じない場合です。喫煙者は追い詰められた気分になり、たばこ対策に反発します。これではせっかくの喫煙場所の削減も、喫煙者の禁煙チャレンジにつながりません。

● 喫煙者 VS. 非喫煙者ではなく、たばこ VS. 職場（みんな）

　たばこ対策を進める中で、「喫煙者は悪者だ」といった雰囲気になることは避けるべきです。喫煙者がたばこをやめられないのはニコチン依存という疾病が生じているからであり、喫煙者はたばこの被害者です。悪いのはたばこであり、喫煙者も非喫煙者も協働して進めるのがたばこ対策です。喫煙者VS.非喫煙者ではなく、たばこVS.職場（みんな）との構図を意識してたばこ対策を構築しましょう。

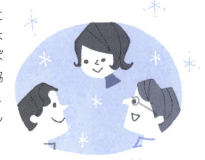

● 喫煙者のプレゼンティーイズム

　生産性損失について、近年注目されているのがプレゼンティーイズム（presenteeism）。出勤しているが、精神面を含めた健康上の理由で仕事のパフォーマンスが低下している状態のことをいいます。対義語は、労働者の休業を示す「アブセンティーイズム（absenteeism）」。

　アブセンティーイズムは、欠勤日など数字としてあらわれますが、プレゼンティーイズムは把握しにくいもの。しかし、プレゼンティーイズムは、実際は製品やサービスの質の低下、労働災害の増加、他の労働者への悪影響、顧客との関係に問題が生じる可能性もあるなど、実は高額なコストをうむ可能性があります。

　米国の研究では、喫煙者の年間生産性損失時間は約130時間にもなり、そのうちプレゼンティーイズムが76.5時間を占めます。金額にすると一人あたり4,430ドル（うちプレゼンティーイズムが2,619ドル）となり、半分以上がプレゼンティーイズムによる損失となります。また非喫煙者、元喫煙者と比較して、現在の喫煙者の生産性損失が最も高いという結果となりました。

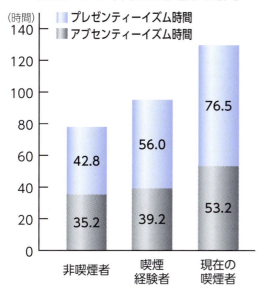

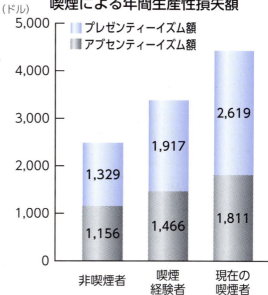

資料：JD Sean Sullivar Co-founder, President & CEO Institute for Health and Productivity Management (IHPM)

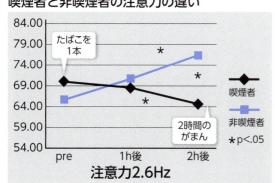

資料：東山明子　禁煙科学

コラム 喫煙習慣は労働災害リスクに

喫煙者と非喫煙者では、喫煙者が労働災害のリスクがより高くなります。また、喫煙者本人だけでなく、受動喫煙によっても、労働災害に影響がでることもデータとしてわかってきました。労働災害の予防は、労働者と事業所どちらにもメリット。たばこ対策を進めることは、労働災害の発生を低下させることにつながります。

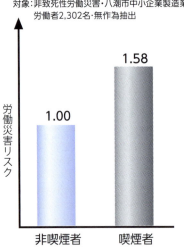

喫煙習慣別の労災リスク
対象：非致死性労働災害・八潮市中小企業製造業 労働者2,302名・無作為抽出

非喫煙者 1.00 / 喫煙者 1.58

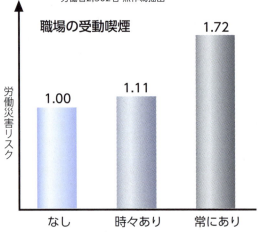

受動喫煙状態別の労災リスク
対象：非致死性労働災害・八潮市中小企業製造業 労働者2,302名・無作為抽出

職場の受動喫煙
なし 1.00 / 時々あり 1.11 / 常にあり 1.72

Nakata A et al. Non-fatal occupational injury among active and passive smokers in small- and medium-scale manufacturing enterprises in Japan. Soc Sci Med. 2006 Nov;63(9):2452-63

あなたの職場の喫煙によるコストは？

下記に数字を入れて、実際に喫煙によるコストを計算してみましょう。

- 社員数 …………………………… ☐ 人
- 喫煙率 …………………………… ☐ ％
- 1人当たりの1日の喫煙回数 … ☐ 回
- 1回の平均喫煙時間 ……… ☐ H
  （離席から着席までの時間）
- 1人1時間当たりの経費 ……… ☐ 円
- 1人の平均月間勤務日数 ……… ☐ 日

全てをかけたらいくらになるか … ☐ 円

あなたの職場のコストは？ A社B工場の例

- 社員数：1,000人
- 喫煙率：42.5％
- 1人当たりの1日の喫煙回数：2回
  （お昼休憩、午前1回、午後1回一斉休憩時の喫煙は除く。）
  （喫煙だけの離席のみカウント
- 1回の平均喫煙時間
  （離席から着席までの時間）：0.2H（12分）
- 1人1時間当たりの経費：4,000円
- 1人の平均月間勤務日数：16日

1,000人×0.425×2回×0.2時間（12分）×4,000円×16日＝**1,088万円／月**

● "コスト"削減としてのメリット

　たばこをコストとして、数字でとらえる試みがあります。喫煙室の設置、喫煙者の喫煙時間、喫煙率の変化と医療費の関連、喫煙者・非喫煙者の医療費など、喫煙にかかわるデータを、コストという形で「見える化」することは、事業主へたばこ対策の必要性を知ってもらうのに効果的な方法です。

たばこにかかわるコスト

喫煙者一人あたりの企業にかかる負担額（カナダ調査）

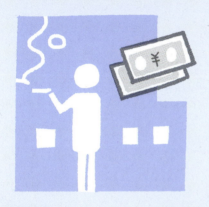

欠勤の増加	20,426円
労働時間のロス	193,162円
生命保険料の増加	6,661円
喫煙所の設備費用	7,549円
年間	約23万円

The Smoke Free Europe partnership : Smoke Free Europe makes economic sense, A report on the economic aspects of smoke free policies, 2005 [L20090910075] より改変

喫煙室のランニングコスト

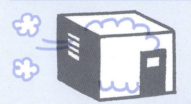

喫煙室1室あたり年間電気代　25万円

開口部分(1m×2m)に風速0.2m/sの空気の流れを生じさせるのには、1時間1,440m³の排気が必要。冷暖房や照明を含め1日13時間、月22日の運転を想定して計算。

喫煙による労働時間のロス

1年間で　約18日分

喫煙者が離席することで非喫煙者と比較すると時間的にロスが生じる。1日喫煙時間7分で5回として合計1日35分、1日8時間年間250日の労働条件では、1年間で18.2日の労働時間分となります。
(Weis,W.L.:PersAdm26(5):71.1981 [L20090910073])

（大和浩・産業医科大学「効果的な禁煙支援法の開発と普及のための制度化に関する研究」）

たばこは効率低下につながる？

▶**作業効率**
　喫煙者は血液中のニコチン含有量の減少により集中力を維持することができなくなる。ニコチン切れという中毒症状という病理的な原因によるものであり、結果的に労働者の潜在能力を低下させる。

▶**施設効率**
　職場スペースとして、喫煙者だけ使用する喫煙室の設置はスペースの非効率的な使用となる。

▶**職場環境**
　喫煙習慣のある労働者には喫煙のための場所が設置され、より頻繁に休憩が認められるということは、喫煙習慣のない労働者から見ると不公平に感じ、問題となる。

たばこ対策の事業全体の流れを把握

● 他の事業と同様に「現状把握」「計画」「実行」「評価」のサイクルを回す

　事業の推進はすべて「現状把握」「計画」「実行」「評価」の4つの要素からなり、その評価を改善につなげて、よりよい事業として継続していくことで成り立っています。これはたばこ対策でも同じです。
　たばこ対策の事業を進めていくうえで、どのような項目があるか、全体の流れを以下に図で示しました。

● 事業計画は職場によりさまざま

　たばこ対策については、職場それぞれに歴史があります。分煙が進まない時期が長かったり、トップの一声で全面禁煙を推進することになったりなどさまざまです。ですから、たばこ対策は、完璧な事業計画というお手本があって、それを実行していけば、事業がスムーズに成功するというものではありません。自分の職場にとって、最適な事業計画をつくり推進していくことになります。

たばこ対策事業の流れ

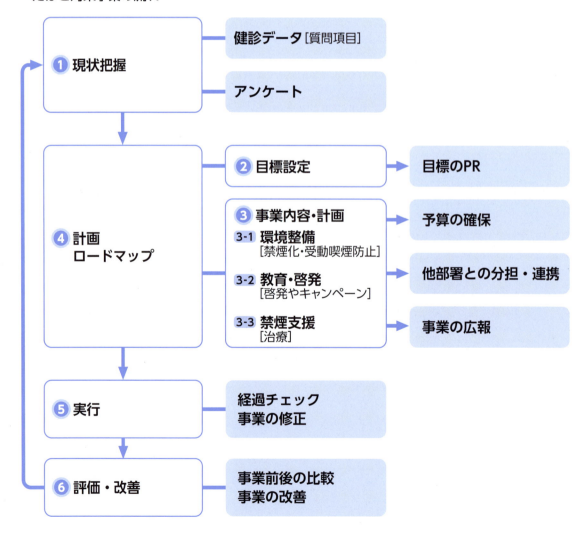

● 現状分析チェックシートの活用

喫煙率、喫煙状況がわかったら、次は現状分析チェックシートを使って、より正確で総合的な現状評価を行います。

◉現状分析チェックシート

下記は、たばこ対策研究会にて作成した「現状分析チェックシート(2012年度版)」です。自分たちの職場の状況ややるべきことなどを知ることができ、たばこ対策をより効果的に進めることができます。また事業の経過チェック、評価としても活用できます。健康保険組合の立場からの質問事項となっていますが、事業所の視点でも同様に利用できます。

Ⓒ保険者機能を推進する会 たばこ対策研究会

たばこ対策ロードマップ・現状分析チェックシート

現状把握

たばこ対策を進めるには、まずは現状把握から。すべて把握する必要はないかもしれませんが、把握していれば具体的な対策を打てるはずです。
下記の設問に対し、健康保険組合の立場で、お答えください。

		はい	いいえ
a-1	特定健診(40歳以上対象)の喫煙率を把握していますか		
a-2	従業員の喫煙を把握していますか		
a-3	各事業所の喫煙に関するルールを健保で把握していますか		
a-4	各事業所で禁煙を奨励するアクションがとられているかを把握していますか		
a-5	社員のたばこに対する意識調査を行っていますか(クレーム等含む)		
a-6	喫煙関連疾病発生との関連性を分析し、健保で喫煙者・非喫煙者別の医療費分析をしていますか		
a-7	喫煙スペースに掛かるコストを把握していますか		
a-8	喫煙者の離席による生産性の低下を金額で把握していますか		

推進体制の確認

現状把握の次は、実際に推進するための体制の確認です。どの程度まで準備ができていますか。

		はい	いいえ
b-1	たばこ対策に向けた健康保険組合の方針(喫煙率・行動目標)はありますか		
b-2	たばこ対策を遂行する担当者がいますか		
b-3	たばこ対策のためのツール(物品・情報)はありますか		
b-4	たばこ対策のための予算はありますか		
b-5	健康保険組合のたばこ対策について理解のある事業主はいますか		
b-6	事業所とたばこ対策について話し合いの場がありますか		
b-7	その話し合いは継続的に開催されていますか		
b-8	話し合いの場に健保の担当者が参加していますか		

喫煙環境の確認

下記の質問内容は、主に事業主の領域ですが、下記の設問に対し職場の環境としてどうなっていますか。

		はい	いいえ
c-1	社内において、たばこの販売をしていない		
c-2	喫煙室を整備し、分煙をしていますか		
c-3	建物内全面禁煙をしていますか（この項目が○であれば「c-2」も○になります）		
c-4	敷地内全面禁煙をしていますか（この項目が○であれば「c-2」「c-3」も○になります）		
c-5	勤務時間中の喫煙時間を制限をしていますか		
c-6	社内において、《禁煙（喫煙）ルール》が明文化されて、それが表示されていますか		
c-7	社外（営業先、社用車内）を禁煙にしていますか		
c-8	禁煙のルールが守られているかどうかチェックしていますか		

教育・啓発

たばこ対策は、喫煙者へはもちろん、非喫煙者や周りの家族、禁煙サポーターにも理解を得たいものです。

		はい	いいえ
d-1	"喫煙者"へたばこの害（受動喫煙も含む）・禁煙する方法（サポート事業等）について啓発・教育を行っていますか		
d-2	"非喫煙者"へたばこの害（受動喫煙・COPD等）・禁煙事業について啓発・教育を行っていますか		
d-3	サードハンドスモークについて啓発・教育をしていますか		
d-4	"家族"へたばこに関する啓発・教育を行っていますか		
d-5	健保の理事会・組合会でたばこ対策に関する情報提供を行っていますか		
d-6	事業主との話し合いの場でたばこ対策に関する情報提供を行っていますか		
d-7	労働組合または社員の代表にたばこ対策に関する情報提供を行っていますか		
d-8	禁煙教育セミナー・研修を行っていますか		

支援・治療

具体的に禁煙のための支援や治療を行っていますか？

		はい	いいえ
e-1	禁煙キャンペーン・外部禁煙プログラム（禁煙マラソン）を実施していますか		
e-2	禁煙パッチ・ガム等の利用の補助をしていますか		
e-3	禁煙チャレンジャー・成功者に対する表彰制度がありますか		
e-4	喫煙者の「禁煙相談」をしていますか		
e-5	禁煙チャレンジャーに対して各ステップごとにフォローを行っていますか		
e-6	特定保健指導のプログラムで禁煙を促進していますか		
e-7	一般の禁煙外来の受診勧奨をしていますか		
e-8	産業医が個別に禁煙支援に関与していますか、もしくは社内禁煙外来を実施していますか		

シートをチェックし、結果を次頁のレーダーチャートに記入して現状分析をしてみましょう。

新型たばこと受動喫煙　第2章

レーダーチャートに、「はい」の数を記入して現状分析をしてみましょう。

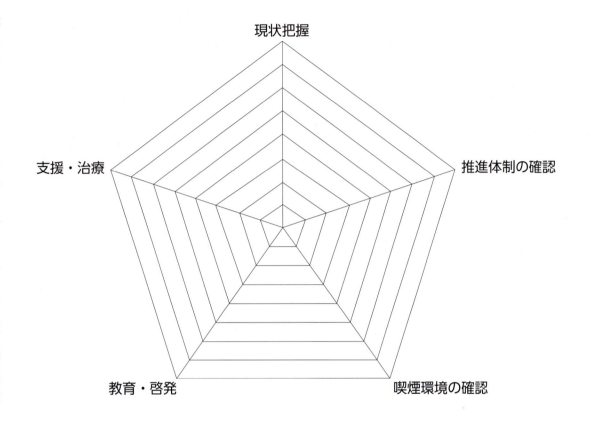

下記は、たばこ対策研究会所属の健康保険組合の平均のレーダーチャートです。自分自身の健康保険組合と他との比較としても活用できます。

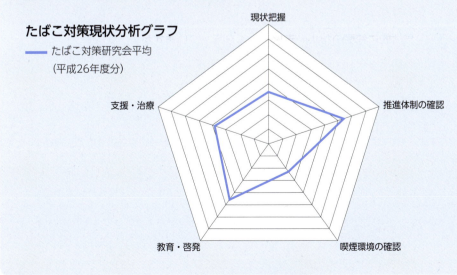

たばこ対策現状分析グラフ
――― たばこ対策研究会平均
（平成26年度分）

● 受動喫煙対策実施事例

H大学（石川県）　敷地内禁煙化＋45分ルール

＜実施経過＞ H大学には、2016年には構内に10か所の喫煙場所（喫煙室）があった。2015年6月に改正された労働安全衛生法で、職場の受動喫煙防止が努力義務として加わったこと、および東京オリンピックに向けた受動喫煙防止の動きもあり、学内でワーキンググループを立ち上げて受動喫煙対策について検討を開始した。2017年3月に専門家として著者を招聘して、受動喫煙対策や禁煙支援についての講演会を開催した。その際に、三次喫煙防止の重要性についての話があったことから、単なる敷地内禁煙だけでなく三次喫煙防止のために喫煙後は45分経過してからキャンパスに入ることを求める「45分ルール」を設け、2017年10月1日から実施した。実施前・実施後ともにほとんど反対はなく、学生職員とも違反者も見られていない。

＜実施推進者の感想＞「以前には考えられなかったことです。喫煙率は他大学と同様で、学内にはまだ多くの喫煙者がいますのでどんな反対が来るかと思っていましたが、きちんと有害性のデータを示すことで反対はほとんどなく、問題なく進みました」

「45分ルールは困るという喫煙者には、45分でなくて良いというデータを提示してください、と返答しました。そして、それができないなら、この際禁煙してしまいましょうと返答して、禁煙を促しています。禁煙する良いきっかけになったとの反応もいただいています」

> **コメント**
> 受動喫煙の有害性の知識の普及や喫煙者の減少にともない、受動喫煙対策を実施する際の困難性は以前に比べて激減しています。数年前には喫煙者の反対が大きくて実施できなかったことでも、今年やってみたらほとんど抵抗がなく実施できたといった例はあとを絶ちません。要は、「実施するか、しないか」だけの問題だと言っても過言ではなくなってきました。

コラム　思い出の一言、禁煙の秘訣

インターネット禁煙マラソン（58ページ参照）では、常套句として多くの人に記憶され、禁煙に役立ってきた言葉があります。ここにあげますのでぜひみなさんも禁煙支援に役立ててください。

　　今は吸わない　　　人生の再構築　　　ポジティブ禁煙　　　無限の可能性
　　禁煙は「禁煙して良かったこと」を発見する道のり　　　一本だけお化けにご用心
　　末永く禁煙街道をひた走る　　　生涯禁煙　　　3日、3週間、3ヶ月
　　パソコンの中に、大勢の仲間がいる　　　こんな楽しい禁煙はやめられない
　　1本吸ったら元の木阿弥　　　今日は吸わない、今日も吸わない

たばこと一緒でなければ人生の重荷は背負いきれないと思いこんでいた人が、禁煙し新しい希望を見つけ、たばこ無しで力強く歩いている姿は輝いています。
高橋裕子「禁煙外来へようこそ」（2012年）

禁煙にはドラマがあります。一見順調に見える禁煙であっても、小さな波はあります。その波に遭遇した時、禁煙は、本人や周囲のみなさんの健康というメリットをはるかに越えた、大きなものをもたらすドラマになります。
高橋裕子「こちら禁煙外来」（2001年）

禁煙は失恋に似ている。初日は苦しくて仕方がない。死んでしまった方がいいとさえ思う。1週間は、ただただ混乱。だが、1ヶ月たつと少し環境になれてくる。そして3ヶ月、その苦しさを時々忘れる。6ヶ月でようやく冷静さが戻る。1年たつと過去の記憶になり、3年たてばその過去さえ信じられなくなる。もうあれから19年が過ぎた。
浅利慶太「禁煙と失恋」（1999年）

第2章 新型たばこと受動喫煙

コラム　データでみる女性の喫煙　～たばこ対策研究会より

日本全体の喫煙率などは政府統計等でみることができます。自社の状況をデータなどで示すことによって、身近な数値として傾向などが把握でき、たばこ対策に役立ちます。

DATA ① 男女別・年齢別　喫煙率（たばこ対策研究会データ2017　全23健保）

●全体（23健保）男性

	喫煙者数	非喫煙者数	喫煙率
20代	14,244	22,287	39.0%
30代	34,249	44,162	43.7%
40代	45,467	63,274	41.8%
50代	27,844	49,565	36.0%
60代	5,758	12,353	31.8%
合計	127,562	191,641	40.0%

●全体（23健保）女性

	喫煙者数	非喫煙者数	喫煙率
20代	2,313	18,436	11.1%
30代	4,088	22,033	15.7%
40代	6,371	24,585	20.6%
50代	3,322	14,714	18.4%
60代	571	2,982	16.1%
合計	16,665	82,750	16.8%

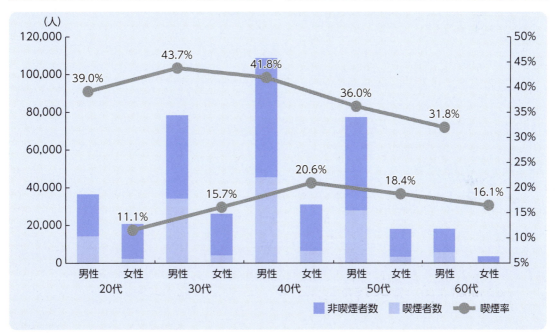

コメント

日本たばこ産業の「2017年全国たばこ喫煙者率調査」では、成人女性の平均喫煙率は9.0％であり、20代が7.0％、30代が11.5％、40代が13.7％、50代が13.1％、60代が5.6％です。研究会データでは、どの年代も全国平均の数値よりも高く、女性へのたばこ対策の重要性がうかがわれます。

※研究会データは年齢調整をしていません。

DATA 2 職種別・年代別・男女別 喫煙率
(たばこ対策研究会データ2017 22健保 N=324,718人)

	職　種	喫煙者数	非喫煙者数	全　数	喫煙率
男性	営業・販売・サービス系	48,414	56,450	104,864	46.2%
	研究・開発・技術系	14,891	32,486	47,377	31.4%
	生産系	18,352	28,576	46,928	39.1%
	事務スタッフ系	9,181	26,463	35,644	25.8%
	システム系	1,616	5,587	7,203	22.4%
	合　計	92,454	149,562	242,016	38.2%
	職　種	喫煙者数	非喫煙者数	全　数	喫煙率
女性	営業・販売・サービス系	6,510	27,685	34,195	19.0%
	研究・開発・技術系	3,672	15,561	19,233	19.1%
	生産系	1,718	8,848	10,566	16.3%
	事務スタッフ系	1,794	15,313	17,107	10.5%
	システム系	84	1,517	1,601	5.2%
	合　計	13,778	68,924	82,702	16.7%

コメント

　それぞれの健保で、被保険者の職種別に集計すると、男性では「営業・販売・サービス系」「生産系」「研究・開発・技術系」がもっとも喫煙率が高く、女性では「研究・開発・技術系」「営業・販売・サービス系」、ついで「生産系」が喫煙率が高かった。女性において「生産系」よりも「研究・開発・技術系」が高い喫煙率であったことは、男性喫煙者と違ったターゲットにたばこ対策を提供する必要性を示している。

DATA 3 扶養関係にある夫婦の喫煙率
(たばこ対策研究会データ2017 2016年度健診データによる N=76,032人)

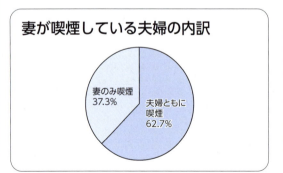

妻が喫煙している夫婦の内訳

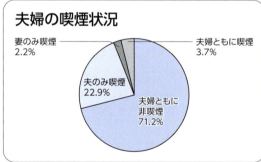

夫婦の喫煙状況

コメント

　扶養関係にある夫婦(内縁関係を含む)の喫煙調査は世界的にみても珍しい。妻が喫煙している場合には、62.7%で夫も喫煙していた。これは、女性が禁煙にチャレンジする場合の、家族内での協力体制の構築が重要であることを示すデータとして貴重である。
　夫婦の喫煙状況については、夫婦のどちらも非喫煙が71.2%ともっとも多く、ついで夫のみ喫煙が22.9%、夫婦ともに喫煙が3.7%、妻のみ喫煙が2.2%であった。

コラム　データヘルスで自社の傾向と対策を！

　下のグラフをご覧ください。A社、B社のものです。女性従業員の年齢構成や喫煙率は大きく異なります。

　A社では若い女性むけのたばこ対策が重要になります。したがって「妊娠・出産・子育て時期」の喫煙についての知識を提供することが重要になります。キャンペーンは若い人をターゲットにした企画が適します。

　一方B社では、年齢層の高い女性の喫煙率が高いことが特徴ですので、退職後も視野に入れたライフスタイル全体の中で、禁煙を考えてもらえるような事業を展開することが必要だとわかります。

　C社では、女性特有の疾患についてのデータ分析で、喫煙者で発症リスクが高いことが示されました。C社での女性喫煙者への禁煙動機付けに大きく役立つデータです。

　このように、データ分析によって自社の傾向を的確に把握することはとても重要です。

A社　女性従業員の年齢別喫煙率

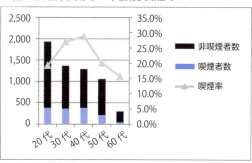

B社　女性従業員の年齢別喫煙率

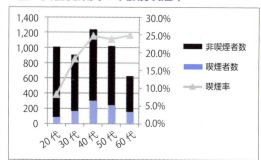

C社　女性特有疾患の発病率

疾病分類項目	分類項目に含まれる主な疾患	喫煙者発病率	非喫煙者発病率	喫煙者の発病率（対非喫煙者）
乳房の悪性新生物	乳がん、ページェット病（パジェット病）	7.2%	6.2%	115.8%
子宮の悪性新生物	子宮がん（子宮頸がん、子宮体がん）	20.3%	13.2%	153.9%
月経障害及び閉経周辺期障害	無月経、原発性無月経、続発性無月経、過多月経、機能性子宮出血、老人性（萎縮性）腟炎、不正子宮出血、月経困難症、閉経後出血、閉経期及び女性更年期状態	33.7%	22.8%	147.9%
乳房及びその他の女性器の疾患	乳腺炎、女性化乳房、卵管炎、卵巣炎、子宮内膜炎、骨盤腹膜炎、バルトリン腺炎、腟炎、外陰炎、外陰潰瘍、子宮内膜症、女性性器脱、直腸腟ろう	82.2%	56.8%	144.7%

新しいたばこの登場

● 次々と発売される新種のたばこ

◉ たばこ市場の流行と変遷

　1990年以降、新しく発売されるたばこは、健康被害が少ないように「みえる」ものが主流となりました。男性はもちろんですが、ファッショナブルな形にひかれて女性がそうしたたばこを用いることも増えていきました。

　WHO（世界保健機構）は、どんなたばこもたばこであり、有害であるとの宣言を出しています。しかし「数字の小さいたばこ」「においの少ない、煙の少ないたばこ」など、健康被害が少ないようにみえる新たなたばこ製品が次々と発売されました。最近発売された「電子たばこ」や「加熱式たばこ」なども、害が少ないことをうたって販売されています。

● 数字の小さいたばこ

◉ 数字の小さいたばこの急増

　「数字の小さいたばこ」とは、たばこの箱に表示されたタールやニコチンの量が、他のたばこの銘柄に比べて小さいものを指します。

　1977年、それまで発売されていたピースやハイライトといった銘柄と比べて、タールやニコチンの含有量が比較的少ないマイルドセブンが発売されました。当初は「こんな味の薄いものが売れるのか」との懸念もあったのですが、1994年ごろから大きくシェアを伸ばしはじめました。社会の健康風潮の高まりとともに、それまで喫煙していた数字の大きな銘柄から変更する人たちが急激に増加し、今では売り上げの上位は数字の小さいたばこで占められています。

　数字の小さいたばこといっても、たばこの葉が異なるのではありません。たばこのフィルター付近にあけられた空気穴の数が異なるだけで、吸い込まれた空気によって煙の濃度が薄まるしくみです。

◉ 数字が小さければ有害物質は減っている？

　数字の小さいたばこでは、フィルター付近の空気穴の変化により、口に入ってきたときのたばこの煙は空気で希釈されて薄められています。しかし、体内に吸収される有害物質の量はそれほど変わらないことが多くの研究で明らかになりました。

　数字の小さいたばこに銘柄を変えた喫煙者が「以前よりも多く吸ってしまう」「無意識に深く吸い込んでしまう」のは、ニコチンの自動調節能が働くからであり、添加物（添加されたアンモニア）により吸収が促進される仕組みがあるからです。

　つまり、数字が小さいたばこに変えても、吸収される有害物質の量はほとんど同じか、かえって増加している状況ですから、喫煙関連疾患は減るどころか増えてしまいます。

◉ 数字の小さいたばこに関するよくある誤解

　数字が小さければ有害性も小さい……日本たばこ産業も一時はそのような宣伝をしましたが、医学的観点からの反論を受け、今では有害性と数字が関係ないと認めています。たばこ規制枠組条約（P19参照）では、たばこに健康影響が少ないような表示をすることを禁止しています。これを受けてマイルドセブンの銘柄も、2007年にはメビウスと改名されました。しかし、依然として「数字が小さいたばこであれば、少しは健康影響が少ないだろう」という誤解は広く残っています。

2000年以降のその他のたばこ製品

においや煙が少ないたばこ

2005年、日本たばこ産業はDスペックという特殊技術を用いた、においや煙が通常よりも少ないタイプのたばこ（銘柄名はピアニッシモなど）を発売しました。たばこのにおいを気にする女性をターゲットとした戦略で販売を開始しましたが、専門家によって有害性の軽減になっていないことが報告されています。数字の小さいたばこのようなブームには至りませんでした。

噛みたばこ、ガムたばこ

欧米やインドでは、たばこの葉を乾燥させてほぐしたものを、口腔内や鼻腔に張り付けて使う噛みたばこの使用法がありましたが、男性が使用するイメージが強く、世界的に広く流行するには至りませんでした。

2000年、噛みたばこの一種として、糖でコーティングした「ガムたばこ」が、おしゃれなパッケージのガムのような外観で日本の一部地域で発売されました。受動喫煙は生じない、有害性も少ないというイメージで広がりましたが、口腔内・顎の発がんのリスクが高いことが示されています。

噛みたばこやガムたばこもたばこの葉を用いた製品ですので、たばこ事業法の枠内にある製品です。日本国内では、たばこ販売の許可をうけた事業者以外でネットで販売することなどはできません。

コラム　新種のたばこへの対応方法

1　受動喫煙対策に関して

「数字の小さいたばこ」「煙やにおいが少ないたばこ」「電子たばこ」「加熱式たばこ」は、すべて受動喫煙を生じますので、受動喫煙対策での規制の対象であり、新種のたばこだからと特別扱いは不要です。
＜説明＞加熱式たばこは煙の量が少ないなどと主張されることがありますが、受動喫煙は完全にゼロにせねばならないことが医学的に明らかですので受動喫煙対策の対象です。電子たばこはたばこの葉を用いた製品ではありませんが、煙に有害物質が含まれているのでこれも受動喫煙対策の対象です。海外や航空機内でも喫煙禁止場所では新種のたばこもすべて使用できないことが徹底されています。

2　個別の禁煙支援に関して

電子・加熱式を含む新種のたばこに変更した人には、まずはその努力や志を誉めます。引き続いてそれぞれの製品の有害性の説明を交えて伝えるとともに、ニコチン依存症からの脱却を促します。
＜説明＞健康支援の原則は、「まずは本人が試みていることを誉める」「ついで医学的観点からのベストの方法を推奨する」の2段階です。「数字の小さいたばこに変えています」「電子たばこにしました」「がんばって加熱式たばこ（アイコス、プルームテック、グローなど）だけにしています」に対しても、いままでの行動ではダメだと考え始めている人たちですから、それぞれの努力やこころざしを誉めます。それから、有害性をきちんと伝えるとともに、ニコチン依存からの脱却を促してください。（詳細については76ページの4A+A参照）
＜支援者の対応例＞「少しでも害が少ないようにと電子たばこに変えておられるのですね。お聞かせくださってありがとうございます。でも残念ながら電子たばこにも有害物質が含まれていることがわかっています（P37）。ですからこの機会にぜひ禁煙を目指してください。今は禁煙の薬もありますし、ITの禁煙サポートも利用できますから、以前と違って禁煙が楽にスタートできて、楽しく続けられるものなっていますよ」

電子たばこ

● 電子たばこの基礎知識

◉ 電子たばこは日本の法律では「たばこ」ではない

　電子たばこは、たばこと名がついていますが、たばこの葉を使用した製品ではありません。数字の小さいたばこや噛みたばこなどはすべて、たばこの葉を利用した製品であり、たばこ事業法の枠内で扱われるものですが、電子たばこは化学合成した液体を用いますので、日本国内ではたばこ事業法の枠外にある製品です。

　電子たばこは英語ではE-Cigaretteという呼び名のほかに、蒸気を表すVape や、化学製品を表すChemicalと呼ばれています。また電子ニコチン送達システム(Electronic nicotine delivery systems, ENDS)とも呼ばれます。

◉ 電子たばこの歴史

　1965年、バッテリーで加熱して香りや風味をつけた蒸気を吸い込む形のデバイスを米国人ハーバート・A・ギルバートが特許申請して認められました。その後長い間、実用化されることはありませんでしたが、2003年に中国にて実用化が試みられました。以後急激に市場が拡大し、すでに市場規模は1兆円に達したといわれています。もっとも大きな市場は米国であり、欧州では英国が大規模な市場を有しています。製品のほとんどが中国製です。

　英国では2015年に英国公衆衛生庁報告において「たばこよりも95％安全」との報告がなされ、国家規模で紙巻たばこから電子たばこに置換する推奨政策がとられました。

◉ 電子たばこのしくみ

　電子たばこは、バッテリー部分、液体を入れる部分(タンク、アトマイザー噴霧器、カートリッジ)、吸い口の3つの部分を有しています。

　バッテリー部分の形によって、第1世代、第2世代、第3世代とわかれます。後になるほど強力なバッテリーを有し、使用できる時間も長くなるように改良されています。また蒸気の噴霧量も第2世代からは調節できるようになり、自分の望む量を吸い込むことができるしくみになっています。

◉ 第1世代、第2世代、第3世代

　第1世代の電子たばこは、葉巻型、パイプ型、紙巻たばこ型などさまざまなものがありますが、構造的にはすべてほぼ同じで、通常のたばこを模した外観をしています。第1世代の多くはカートリッジをセットするしくみで、吸引すると自動的に気流センサーが反応して、カートリッジ内の液体を霧状化して吸い口から霧状の希釈液を噴出するようにできています。吸引すると同時に先端の赤色LEDが発光し、火をつけて吸っているようにみえる機種もあります。

　第2世代では、電子たばこ用液体(リキッド)を自分で補充できるようになり、使い捨てカートリッジの第1世代よりもランニングコストが下がり、さまざまな種類のリキッドに変えることが可能になりました。バッテリーも第1世代よりは高容量となっています。

　2014年には第3世代の電子たばこが大きく広まりました。大容量のリチウム電池のバッテリーを使用し、電圧や電力(ワット数)を変更できる機種が英国ではもっとも多く販売されています。第3世代の発売により、使用者が大量のリキッドを噴霧して、必要なニコチン量を十分に補えるようになりました。

　しかし品質管理が不十分な電子たばこが流通している結果、電子たばこを使用中に口もとや腰のポケットで爆発する事故が起きて、インターネット上で報告されています。

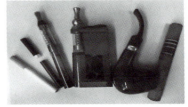
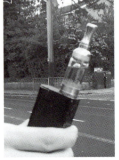

第1世代から第3世代、さらにパイプ型やシガー型も。

● 電子たばこの有害性

◉ 電子たばこ用液体（リキッド）

　電子たばこのリキッドは海外では非常に多くの種類が販売され、欧米で販売されているリキッドのほとんどがニコチンを含有しています。また水にグリセリンとプロピレングリコールを加えることで、雲のようにたなびく煙がつくられます。リキッドにはそのほかにフレーバーが加えられたり、さまざまな添加物が加えられたりしている可能性があります。

　しかしながらリキッドの成分の分析には大規模な研究設備が必要であり、多種多様なリキッドに加え、品質管理が十分でない製品も見受けられるなど、成分分析が追い付いてゆかない現状があります。

　価格が高く品質管理が行き届いたリキッドも日本国内で販売されていますが、本体もリキッドも圧倒的なシェアを中国製が占めており、日本国内で普及しているのも中国産とみられる安価なリキッドです。海外で主流となっているニコチン入りのリキッドは日本国内では医薬品扱いとなり、薬事法の制限のために日本国内では販売されないことになっています。しかしニコチンの含まれないリキッドや、本体に関しての規制は日本国内にはありません。また個人輸入による使用は認められていることから、インターネットで多くの取引がなされ、海外のニコチン入りのリキッドを使用している人たちも多くいるとみられています。

◉ 電子たばこの煙に含まれる有害物質

　電子たばこの煙は通常のたばこほどではないものの細胞毒性を有し、胚細胞および幹細胞に対して細胞傷害性があることが2013年に報告されています。そして電子たばこの細胞傷害性は、液体を風味付けするために使用されるフレーバーの化学物質の数および濃度と相関することがわかりました。

　また電子たばこの煙を分析した結果、電子たばこのリキッドはたばことは無関係な化学物質からつくられているにもかかわらず、たばこに比べると量は少ないものの、同様の有害物質も含まれていることがわかりました。

● 普通のたばこと電子たばこの有害物質比

有害成分	通常のたばこ	電子たばこ	通常のたばこ／電子たばこ
ホルムアルデヒド	1.6-52	0.20-5.61	9
アセトアルデヒド	52-140	0.11-1.36	130
アクロライン	4.6-14	0.07-4.19	4
トルエン	6.4-9.0	0.02-0.63	23
NNN	0.012-0.37	0.00008-0.00043	145
NNK	0.009-0.08	0.00011-0.00283	30
カドニウム	0.03-0.35	0.001-0.022	16
ニッケル	0.003-0.60	0.011-0.029	15

Goniewicz et al. Tob Control 2013

◉ 電子たばこのフレーバー

　電子たばこには数百種類といわれるさまざまな種類のフレーバーが用いられています。国外の電子たばこでは、たばこフレーバー（たばこから作成したのではなく、化学物質を合成したもの）やメントールのような伝統的なフレーバーから、果実（チェリー、イチゴ、リンゴなど）、スイーツ（チョコレート、バニラ、デザート、キャンディーなど）、飲料（コーヒー、アルコール、ソーダなど）などのフレーバーが好んで使われます。

　これらのフレーバーの有害性には差があり、細胞活性の低下を調べる方法ではイチゴフレーバーの有害性がもっとも大きく、たばこ風味のフレーバーの有害性は小さい結果でした。

●電子たばこでのニコチンの吸収

　海外では一般的に、ニコチン入りのリキッドを使用します。第1世代と第3世代の電子たばこを比べた研究では、同じリキッドを用いても吸収されるニコチン量は第3世代が第1世代の2倍程度もあることがわかりました。そしてニコチンの吸収量を調節できる第2世代、第3世代では、通常のたばこから電子たばこに切り替えても、ほとんど同量のニコチンを吸収していることが明らかになり、電子たばこはニコチン切れが生じないようにニコチンを補給することができることがわかりました。

●健康影響に関する報告・研究

　WHOは、2008年9月に電子たばこには毒性のある物質が含まれている可能性があると注意を呼びかける声明を出しました。2009年には、アメリカ食品医薬品局(FDA)は、一部の電子たばこに発がん性物質ニトロソアミンや毒性物質が含まれることを報告しました。違法ドラッグに指定されている成分が含まれたリキッドを電子たばこで吸引した未成年が意識を失う事故が英国と米国で起きたことも報道されています。

　2016年には、ノースカロライナ大学チャペルヒル校のイローナ・ヤスパース氏らの研究チームによって、電子たばこも喫煙と同様、鼻粘膜の免疫を抑制させ、炎症反応遺伝子の発現を抑制させると報告されました。喫煙者は非喫煙者に比べて53の遺伝子が弱まっており、いくつかの免疫系統に影響があること、また、電子たばこの吸入についても、従来の喫煙と同じく53の遺伝子活動に変化があったほか、非喫煙者に比べて合計で358の免疫遺伝子の活動が変化していると報告されています。

　電子たばこと普通のたばこの両方を使用している人のことを、両使い(ダブルユーザー)と呼びますが、たばこの本数が減っていても、体内に入る有害物質の量や種類は増加していますので大変危険です。両使いになる理由としては、電子たばこでは十分な満足感が得られず、勤務先では電子たばこにしていても、自宅にもどれば我慢しきれずに普通のたばこを吸ってしまうという例が多くあります。

●電子たばこによる受動喫煙

　発売当初、電子たばこの煙に含まれるのは水分だけであると広告され、多くの喫煙者が「これは水だけだから安全だ、受動喫煙は生じない」と主張した時代がありました。しかしリキッドの成分は水分だけではありません。吸入時に煙のようにみえるのは、可視化のために加えられたグリセリンのためです。そのほかに香料や多種多様の化学物質を含むことが報告されています。

　リキッドの成分はたばこの成分とは異なるため、たばこによる受動喫煙と同様だとはいえません。しかし電子たばこで煙のように見えるものは霧状のリキッドであり、通常は存在しない気体を周囲に吐出している点においては、「受動喫煙」といっても差し支えないでしょう。

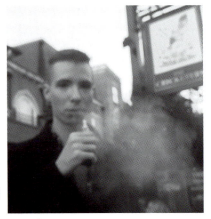

路上で電子たばこを使用したときの受動喫煙
(ロンドン市内にて著者撮影)

●未成年者の電子たばこの使用

電子たばこ使用者の大多数は、紙巻たばこの喫煙経験者との報告がある一方、未成年者がニコチンを含まないリキッドの電子たばこを吸引しているうちにニコチン入りのリキッド、さらには通常のたばこへとシフトする危険性が指摘されています。電子たばこを使用している未成年者の70%が通常のたばこも使用しているとのデータもあります。

手軽に入手でき、価格も比較的安価な電子たばこを未成年者が使用する危険性については、米国 Surgeon General の2016年の報告書でも「未成年の喫煙を減らすあらゆる努力に逆行する」と述べられています。どのような形であれニコチン依存につながる可能性があるものは絶対に使用させない教育が必要です。

●禁煙への効果

英国では、有害性が普通のたばこよりも少ないと思われる電子たばこへの切り替えを推奨しています。そして電子たばこに切り替えた人のうち、1%程度が禁煙した（電子たばこも普通のたばこもやめた）と報告がなされました。しかし、これは他の治療法に比べて禁煙成功率が高いとはいいがたい成果です。こうしたことから、2014年6月のWHO報告書では、電子たばこについて、従来のたばこよりも毒性物質に暴露されない可能性が高いが、禁煙に役立つという証拠は限定的であるとしました。

喫煙者がニコチン切れを生じずに電子たばこに切り替えることができたとすれば、そのリキッドはニコチン含有リキッドです。ニコチン依存を温存する電子たばこをやめるには、禁煙治療が必要になります。自分の喫煙要求に合わせて蒸気を吸引できる第3世代の使用者はニコチン切れを生じないために禁煙へのチャレンジはさらに減少します。

●電子たばこへの国外での法的規制

WHOでは2014年8月26日に電子たばこに関する報告書を発表し、「電子たばこの蒸気は、宣伝されているような単なる『水蒸気』ではない」「青少年や胎児に健康上の深刻な脅威をもたらす」との見解を示し、電子たばこの未成年者への販売禁止を勧告しました。

電子たばこが当初宣伝されたように「安全で水しか含まない」ものではなく、有害成分を含むものや安全性を脅かすものも報告されていることから、世界中でたばこ同様の規制を求める動きが広く出ています。

シンガポールとタイにおいては、電子たばこは保持するだけで刑罰の対象となります。

また2016年5月5日にアメリカ食品医薬品局は、18歳未満への電子たばこの販売を禁じると発表しました。

なお喫煙禁止の場所では電子たばこも使用禁止であるとされています。

●国内での対応

2014年11月の厚生労働省の報告では、国内で販売されたリキッドから発がん性のあるホルムアルデヒドが含まれることが判明したとされています。なおホルムアルデヒドの発生はリキッドによるものではなく、異常な加熱によるとの説もあります。2010年8月に国民生活センターが、消費者へのアドバイスとして以下の発表を行っています。

1　電子たばこの安全性は根拠が不十分であると考えられるので、安易な使用は避ける。
2　禁煙あるいは減煙の効果ははっきりしないと考えられるので、その効果を期待して継続的に使用することは避ける。
3　未成年者が安易に使用しないよう保護者等が十分に注意する。
4　国外ではニコチンが含まれる電子たばこが販売されているので、購入・使用・譲渡には注意する。

日本国内では前述のように、ニコチン入りのリキッドは医薬品扱いとなり、薬事法の制限のために流通していないことになっています。しかしそれ以外の規制はないため、スーパー等で販売され、インターネットでの販売も盛んです。

加熱式たばこ

● 加熱式たばこの基礎知識

● 加熱式たばことは

　2015年、世界最大手のたばこメーカーであるフィリップモリス社は、IQOS（アイコス）と呼ばれる加熱式たばこを日本で発売開始しました。アイコスとは、たばこ葉を凝縮したものをバッテリーの電源をもちいて加熱して、その蒸気を吸引するものです。たばこ葉を用いることから、たばこ事業法の枠内にある製品です。

　続いて2016年にはプルームテックを日本たばこ産業が、2017年にグローをBAT（ブリティッシュ・アメリカン・タバコ・ジャパン）が発売しました。いずれもたばこ葉をバッテリーの電源で加熱して蒸気を吸引する仕組みは同じですが、外見やバッテリーの性能等は異なります。アイコスでは5分間喫煙するとバッテリーの充電が必要でしたが、後発品のグローやプルームテックではバッテリーが改善され、喫煙している最中にバッテリー切れになることはほとんどありません。またプルームテックでは、たばこ製品と同時に化学製品のフレーバーも用います。

　通常のたばこは800℃以上の高温で燃やしますが、400℃程度の加温で蒸気を発生させる点は加熱式たばこに共通します。

● アイコスの販売状況

　フィリップモリス社は2017年までに成人男性の喫煙者の30％がデバイスの入手を申し込んだとしています。デバイスの価格が高く設定されている（1万円以上）ことや、デバイスの入手に申し込み制をとっていることから、未成年が自分自身のために購入することはほとんどないとされています。

● 加熱式たばこの有害性

● 加熱式たばこの煙の成分

　アイコスの場合、加熱して出てくる蒸気に含まれるニコチンは85％程度保たれます。そのためニコチン補給はできますが、呼気中にCOは生じないことから、呼気中CO濃度測定によって喫煙非喫煙をみわけることは困難となります。また、現時点では加熱式たばこの煙には、ニコチンのほか、発がん物質のたばこ特異的ニトロサミン、ベンゾピレンなども含まれることがわかっています。

　フィリップモリス社は、「吸い込むのはニコチンだけ。吐き出されるのは水蒸気だけ」と当初は表明していました。現在は、たばこに比べて10分の1の有害性があると広報しています。

　加熱式たばこに半年間変更した人の体内のたばこ由来の反応系を調べた研究では、半年間、喫煙をしていないにもかかわらず、体内では喫煙時とほぼ同様の反応系が保持されていることが報告されました。つまり喫煙しているときと同様の反応が体内で起こっているのであり、害の軽減は限定的と考えられます。

●喫煙者で増加する生体マーカーの、加熱式タバコに変更後半年での変化

増加したまま	尿（±）5-iPF2α-Ⅵ
	尿2,3-dinor-iPF2α-Ⅲ
	尿8,12-iso-iPF2α-Ⅵ
	Hb　ホモシステイン　SCE
減少（正常化）する	sICAM1　WBC

出典Ogden MW等、Biomarkers. 2015;20(6-7):404-10. PMID: 26525962より高橋改変

●加熱式たばこによる受動喫煙

Pm2.5nによる測定で受動喫煙を生じていることが示されています。

本 体 価格（税込み）	iQOS（アイコス） 9,980円	glo（グロー） 8,000円	Ploom TECH（プルームテック） 4,000円
メーカー	フィリップモリス	ブリティッシュ・アメリカン・タバコ	日本たばこ産業（JT）
基本構造	葉たばこを直接加熱し、ニコチンを含むエアロゾルを吸引 （ニコチンの沸点は247度）		低温で霧化する有機溶剤からエアロゾルを発生させた後、たばこ粉末を通過させ、たばこ成分を吸引
加熱温度	スティックを加熱板に差し込み、300～350度に加熱	スティックを本体に挿入し、周囲から240度に加熱	非公開
販売時期	2014年11月：名古屋市で販売 2015年9月：12都道府県で販売 2016年4月：全国で販売 2017年3月までに300万台販売	2016年12月：仙台市で販売	2016年3月：福岡市で販売 2017年7月：東京都、大阪府、宮城県で販売
使用状況			
呼出されるエアロゾル （平面レーザーによる可視化）			
呼出される微小粒子状物質（PM2.5） （Sidepak AM510により測定、質量濃度換算係数0.295を用いた）			

（産業医科大学 大和浩教授から提供 著者改変）

●もっと危険なダブルユーザー

電子たばこの場合と同様に、加熱式たばこと普通のたばこの両方を使用するダブルユーザー（両使い）と呼ばれる人たちがいます。アイコスの場合は、喫煙するごとに5～6分の充電が必要になるため、その間、普通のたばこを吸うという場合があります。あるいは人前では加熱式たばこで、自室に戻ると普通のたばこという場合など、さまざまです。

ダブルユーザーになった場合、やはり有害性が多くなります。たばこの本数が減っていても、体内に入る有害物質が増加していますので危険です。

●電子たばこも加熱式たばこも禁煙治療が必要

電子たばこも、加熱式たばこも、ニコチン依存症を温存する仕組みには違いはありません。つまり、脱電子たばこ、脱加熱式たばこにはニコチン依存症に対する治療が必要になります。

禁煙治療例 28歳女性　モデル業

1日10本のたばこがやめられないので、アイコスに変えて、1日7本くらいを吸い続けていた。アイコスだと禁煙場所でも吸えると喜んでいたが、禁煙場所では吸えないと聞いて禁煙外来を受診した。チャンピックスを使用して禁煙した。

禁煙治療例 56歳女性　会社経営

喫煙本数1日15本だが、会社ではほとんど吸わない。自宅に戻ると喫煙者の夫と2人でたてつづけに吸ってしまう。少しは体にいいだろうとアイコスを2人とも購入したが、アイコスだけでは我慢できず通常のたばこも喫煙していた（1日10本程度）。

ニコチンパッチで禁煙。禁煙してから会社では禁煙を推進する立場となり、喫煙室の撤去に動いた。

たばこ TOPICS　たばこ対策に役立つ情報

●インターネット禁煙マラソン

　1997年に日本で最初のIT健康サポートとして開始された禁煙サポートプログラムです。まだ禁煙の決心がついていない人も受信できるコースや、遠隔禁煙治療や禁煙保険診療を受ける人むけのコース、妊婦や授乳婦を対象とした禁煙マラソンマタニテイコースなど、多数のプログラムが用意されています。パソコンや携帯メールを通じて24時間365日の対応があり、禁煙支援士の資格を有する医師や禁煙した先輩による丹念な個別支援が行われるのが特徴で、健保や官公庁や警察など職場での禁煙事業に広く用いられています。(58ページ参照)
http://kinen-marathon.jp/

●日本禁煙科学会

　日本禁煙科学会は、行政や企業など多くの場でヘルスプロモーションに基づく喫煙対策を進めることを目的として、2006年に故・日野原重明先生(聖路加国際病院名誉院長)らによって設立されました。「禁煙科学」研究を推進して禁煙に関するエビデンスを構築するほか、全国で禁煙アドバイザー育成講習会を開催して禁煙支援士を育成しています。禁煙は医療者のみならず、すべての職種がともに取り組むべき事項であるとの理解のもとに運営されていますので、設立当初から職場のたばこ対策担当者ら非医療者も多数参加しています。http://www.jascs.jp/

●全国禁煙アドバイザー育成講習会

　1999年から開催されている日本最大規模の禁煙支援者むけ講習会で、禁煙マラソンと日本禁煙科学会によって年間20回以上、北海道から沖縄まで全国各地で開催されています。詳細は日本禁煙科学会のHPをご覧ください。
http://www.jascs.jp/nintei_semi/nintei_semi_index.php

●禁煙健康ネット

　無料で禁煙について学べるメールマガジンが禁煙健康ネット(通称　KK)です。登録者数は2万人以上で、医療者・行政・教職などとともに企業のたばこ対策担当者が数多く登録しており、禁煙支援の知恵袋として活用されています。特徴として、禁煙について質問し、エキスパートの回答を複数得ることができる点と、重要な禁煙関連の論文がコメントつきで紹介される点があげられます。「インターネット禁煙マラソン」のホームページから申し込むことができます。

●禁煙の参考になるウェブサイト

　厚生労働省や製薬会社など禁煙支援の情報提供を行っています。

禁煙支援マニュアル(第二版)
http://www.mhlw.go.jp/topics/tobacco/kin-en-sien/manual2/

禁煙サポートサイトいい禁煙
http://www.e-kinen.jp/

すぐ禁煙.jp
http://sugu-kinen.jp/

第3章

たばこ対策担当者が知っておくべき女性喫煙者への個別の禁煙支援の実際

女性の喫煙は比較的容易に解決できる問題です。この章では、女性の禁煙が困難な理由から解決方法、そして実例までお示しします。

たばこ対策担当者が禁煙支援の知識を必要とする理由

● 喫煙者への個別の禁煙支援の対応

　禁煙支援事業を実施すると、個別の禁煙支援の相談が付随してきます。たばこ対策の担当者が医療者であれば、個別の禁煙支援に携わる立場を兼ねることが多いと考えられます。

　しかし、女性への個別の禁煙支援というと、男性への個別支援以上に「携わりたくない」との声が多いと感じます。「いくら勧めても禁煙しない」「禁煙したと思ったらまた吸っている」といった話は、男性にもありますが、女性喫煙者ではとくによく耳にするところです。

　「女性の従業員が多いので、なんとかしなければと思っていますが、昼休みに集団で喫煙しているのをみると、どうみても手ごわい。下手にいうとセクハラとかパワハラとかいわれそうでこわい」

　「禁煙治療に補助を出すとキャンペーンしましたが、女性からの応募はゼロ。あんなに大勢喫煙者がいるのに。本当は女性のみなさんに応募してもらいたかったのですが、男性ばかり対象のキャンペーンになりました」

　こうした悩みを現場のたばこ対策の担当者から聞きます。

　しかし、女性への個別の禁煙支援は、実は「やりよう」があります。そのポイントを的確におさえて禁煙支援を進めると、こうした困難は大きく減少します。つまり、事態は難しいのですが、実は比較的容易に解決できる問題です。この章では、女性の禁煙が困難な理由から解決方法、そして実例までお示しします。

禁煙開始支援の基礎知識

● 女性に限らず、喫煙者が禁煙しにくいのは？

◉ニコチン依存

　ニコチン依存症は薬物依存症のひとつと認められています。喫煙すると煙の中に含まれるニコチンが粘膜から容易に血中に移行し脳に達します。喫煙を続けるうちに脳にはニコチンが結合する受容体（α4β2ニコチン受容体）が生じます。この受容体にニコチンが結合すると、ドパミンが放出され快感が生じます。しばらく喫煙を続けると、ニコチン受容体にニコチンが結合しないと十分な満足感や快感が得られなくなってしまい、ニコチン切れが生じるようになります。ニコチン切れは「いらいらする」「たばこのことばかり考えてしまう」のほか、「眠くなる」「気分がふさぎこむ」などの形をとることもあります。喫煙するとニコチン切れ症状は一挙に消えますから、喫煙者はますますたばこから離れがたく感じます。

　ニコチン依存が喫煙開始後にできることに関しては、性差はないといわれています。またできてしまったニコチン受容体も、男女で差はありません。つまりニコチン依存の本質は、男性女性ともに同じと考えられています。

◉心理的依存

　たばこがやめにくいもうひとつの原因が、心理的依存です。ニコチン摂取時の快感は記憶として脳に刻み込まれ、「こんな嬉しいときはたばこを吸わねば」「腹が立ったらたばこを吸う」といった心理的依存を引き起こします。これが癖・習慣・記憶などとあいまって、喫煙者が禁煙するときの大きな妨げになります。

　ニコチン依存に由来するニコチン切れ症状は、ニコチン代替療法剤などによる治療によって軽減することが可能となっていますが、心理的依存からくる離れ難さに加え、経過への不安が加わり、禁煙によって主観的ストレスは増加すると考えられます。このストレスに対してのストレスマネジメントが良好に行われることは禁煙の成功に重要で、とくに女性への長期の禁煙支援の際には、心理的依存に対する対応方法が重要になります。

●ニコチン依存の程度を知る質問

ニコチン依存の強さには個人差があります。簡略には、「起床後何分で喫煙しますか（あるいは喫煙したくなりますか）」との質問でニコチン依存の程度を知ることが広く行われています（起床後短時間で喫煙要求が生じるほど、ニコチン依存は高度）。なおニコチン依存の程度を知る詳しい質問票として、次のTDSやFTNDがあります。

質問　下記の質問を読んで、あてはまるものに○をつけてください。(TDS)

		1点	0点
1	自分が吸うつもりよりも、ずっと多くたばこを吸ってしまうことがある。	はい	いいえ
2	禁煙や本数を減らそうと試みてもできなかったことがある。	はい	いいえ
3	禁煙したり本数を減らそうとしたときに、たばこがほしくてたまらなくなることがある。	はい	いいえ
4	禁煙したり本数を減らしたときに、イライラ、神経質、落ちつかない、集中しにくい、ゆううつ、頭痛、眠気、胃のむかつき、脈が遅い、手のふるえ、食欲または体重増加が出た。	はい	いいえ
5	問4の症状を消すために、またたばこを吸い始めることがあった。	はい	いいえ
6	重い病気にかかったときにたばこはよくないとわかっているのに吸ってしまった。	はい	いいえ
7	たばこのために自分に健康問題が起きているとわかっていても、吸ってしまった。	はい	いいえ
8	たばこのために自分に精神的問題が起きているとわかっていても、吸ってしまった。	はい	いいえ
9	自分はたばこに依存していると感じることがある。	はい	いいえ
10	たばこが吸えないような仕事やつきあいを避けることが何度かあった。	はい	いいえ

はい＝1点、いいえ＝0点　合計　　点　5点以上が保険診療の対象となります

あてはまるものに○をつけましょう。
禁煙中の方は、喫煙していたときの状況をお答えください。(FTND)

		0点	1点	2点	3点
1	起床後何分でたばこが吸いたくなりますか？	61分以上	31～60分	6～30分	5分以内
2	一日喫煙本数は何本ですか？	10本以下	11～20本	21～30本	31本以上
3	たばこが吸いたくて禁煙場所を避けたことがありますか？	いいえ	はい		
4	午前中に立て続けにたばこを吸ってしまう傾向はありますか？	いいえ	はい		
5	風邪をひいてたばこを吸うのが辛いときでも吸ってしまいますか？	いいえ	はい		
6	禁煙場所から喫煙可能な場所に行ったらすぐにたばこを吸ってしまいそうですか？	いいえ	はい		

合計　　点　ニコチン依存度　0～3点 軽度　4～7点 中程度　8～10点 高度

TDS
「ニコチン依存症」を薬物依存として診断することを目的に開発されたもの。

FTND
ニコチン依存の程度を調べることができ、臨床として有用性が認められている。

● 女性のほうが禁煙が難しい？

　女性の喫煙者は、男性に比して喫煙習慣からの離脱が困難であることはさまざまな研究において指摘されてきました。禁煙成功率の性差を示唆する最初の論文は1956年に発表されましたが、1980年のSurgeon General's report では、当時のすべての治療方法を通じて、女性の禁煙は男性より禁煙治療終了時点でも、長期フォローにおいても困難なことが多いと結論づけていました。

　しかし、最近の論文では、差がないとするものも出てきています。

　どうして多くの調査において、女性のほうが禁煙が難しいと出てしまうのか、そしてそれへの解決法はこの項目の後で述べますが、ここでは2つのデータをみてください。

　禁煙治療が保険適用されてのち、2009年に中医協による全国の禁煙支援医療機関に対する大規模調査が実施されましたが、女性のほうが男性よりも禁煙治療成果が悪いことが示されています。

中医協報告（禁煙外来成果全国調査）女性の禁煙は成功しにくい

5回の指導を終了した患者の指導終了時の状況（男女別）

	総　数	4週間禁煙	1週間禁煙	失　敗	無回答
全　体	1,231 100.0%	966 78.5%	69 5.6%	185 15.0%	11 0.9%
男　性	914 100.0%	723 79.1%	49 5.4%	133 14.6%	9 1.0%
女　性	316 100.0%	242 76.6%	20 6.3%	52 16.5%	2 0.6%

> 女性は男性よりも禁煙したいと思っているのに禁煙できない

指導終了9か月後の禁煙／喫煙の状況（男女別：全対象者）

	総　数	9か月後の状況調査対象					指導中断時禁煙
		禁煙継続	1週間禁煙	失　敗	不　明	無回答	
全　体	3,471 100.0%	1,030 29.7%	49 1.4%	472 13.6%	793 22.8%	161 4.6%	966 27.8%
男　性	2,463 100.0%	763 31.0%	37 1.5%	356 14.5%	553 22.5%	115 4.7%	639 25.9%
女　性	989 100.0%	262 26.5%	11 1.1%	113 11.4%	237 24.0%	44 4.4%	322 32.6%

　1997年の135名の自力禁煙者の1年間の追跡調査でも、1年後に男性は9％が禁煙していることが確認されましたが、女性は0％であったとのデータがでていることからも、女性は男性よりも禁煙が困難であり、とくに再喫煙が多いことが示唆されました。

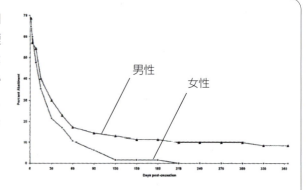

1) U.S. Department of Health and Human Services [USDHHS] 1980, p. 307.
2) Ward KD, Klesges RC, Susan M, et al: Gender differences in the outcome of an unaided smoking cassation at-tempt. Addictive Behaviors 22: 521-533, 1997

● 女性のほうが禁煙治療成果が悪いとされる理由

ニコチン依存は男性も女性も変わりはないとされていますが、なぜ女性のほうが禁煙が難しいのでしょうか。ここからは、その理由を説明します。

1) 年齢が若いときに禁煙にチャレンジする

過去におこなわれた禁煙を希望するかどうかの調査では、性別に関係なく、多くの喫煙者は禁煙を望んでいるという結果でしたが、女性のほうが高率に望んでいると示されています。

厚生労働省による1999年全国調査のデータで女性現喫煙者の34.9%が「たばこをやめたい」と回答し、「喫煙本数を減らしたい」という回答を含めると69.6%に達しました。(成人男性現喫煙者の24.8%が「たばこをやめたい」と回答し「喫煙本数を減らしたい」という回答を含めると63.1%にのぼります。) (Prevalence(%)of Willingness to Quit among Current Smoking in Japan , National survey on Smoking and Health,1999)

一方、どの年齢で禁煙を希望してチャレンジするかという点では、女性は若い年齢層でチャレンジすることが判明しています。

禁煙にチャレンジした場合の成功率は、若年のほうが低く、年齢とともに禁煙の成功率は上昇します。つまり、女性は禁煙が困難な若年で禁煙にチャレンジしようとし、また周囲からも妊娠出産への影響にかんがみ、それを勧めますので、禁煙の成功率が低くなると考えられます。

コラム　禁煙支援者の資格は?

禁煙事業に携わるためには資格は必要ありません。しかし自分自身の現時点でのスキルレベルを確認し、さらに上位を目指すことでモチベーションをあげるためと、外部に対して客観的な評価基準を提供するために、日本禁煙科学会の認定資格として「初級」「中級」「上級」の3レベルの「禁煙支援士」が設けられています。

たばこ対策を実施するときにはこうした資格を有することが事業のスムーズな進捗に役立ちます(たばこ対策研究会のメンバーのほとんどが、この資格を保有して活動しています)。

中級禁煙支援士バッチ　　　上級禁煙支援士バッチ

2） ニコチン依存が強く、たばこから「離れられない」感が強い

　喫煙はニコチンによる依存をベースに、他のさまざまな要因が加わった結果、強固な習慣となり離脱が困難となることがわかっています。たばこに含まれるニコチンは、ヘロインやコカイン、アルコールに匹敵する強力な依存物質と認められており、ニコチン依存を薬物依存による精神疾患と位置づけています。血中ニコチン濃度を一定量に保っていないと、不安やいらつき、眠気、不穏など、神経細胞間伝達物質の欠乏症状を呈するようになることがわかってきました。これが「生物学的反応」としてのたばこ依存をつくりだします。こうした反応の形成においては、明らかな男女差はないといわれています。しかしニコチン依存の程度やニコチン切れ症状（離脱症状）に関しては、女性のほうが男性より強い傾向にあることが示唆されてきたのです。

　ニコチン依存の程度を測る指標としては、世界的には喫煙理由（たばこから離れられない理由）、離脱症状の強さのほか、起床後の喫煙要求開始時間が用いられています。この起床後の喫煙要求開始時間を全年齢層を対象にした研究では、1日24本以内の喫煙者では起床後10分以内の喫煙要求が男性より女性に多い傾向にあると報告されています。これは同じ喫煙本数であっても女性のほうがニコチン依存の程度が強いことが多いことを意味するものであり、少ない喫煙本数でも女性のほうが禁煙が困難であることを説明するものです。

　喫煙理由（たばこから離れられない理由）に関する調査でも、喫煙がリラックスや精神安定をもたらすために喫煙を続けるとの回答は女性のほうが男性より多く、離脱症状の強さに関しても女性のほうが男性より離脱症状が重く、長く出現するとの報告があります。

　近年、生理周期や性ホルモンが離脱症状の強さに影響している可能性が示唆されました。生理中と生理前は離脱症状が強まりやすく、再喫煙は生理期間中に多い傾向にあるなど、喫煙によってエストロゲンの働きが減弱することに関連するといわれています。

　実際に喫煙本数の少ない女性への面接調査でも、「寂しい」「不安になる」「無いと思うと吸いたい」など、強いニコチン渇望とたばこからの離れられない感が表れています。

強いニコチン渇望

どうしても吸いたいっていうときがあるんですよ。
他のものなら、すぐは買いに行かないのに、(夜中でも)たばこは買いに行かなきゃって行動しちゃうんですよ。
自分でもびっくりしました。自分がそういう風になるのかって。
(たばこが)ないと不安になりますね。すごい探したりしましたよ。
どっかにあるんじゃないかって。

　　　　　　　　　　　　　　　　　　28歳　会社員　TDSスコア3　5本／日

(たばこが無いと)吸いたい！って感じでした。無いと思うと吸いたいって。
(吸うのは1日で)たった2、3本なんですけど、そこはないと、買い忘れると
あっないなって、どこかないかなって探したりしちゃいます。もうちょっとで止めれると思うんですけど、そこの最後の1歩が越えられないというか。

　　　　　　　　　　　　　　　　　　27歳　禁煙5回　TDSスコア3　3本／日

3）禁煙治療の利用しにくさ

禁煙補助薬を利用した禁煙保険診療では、受診開始後男性と女性の禁煙の成功率に大きな差は認められません。しかし、男性に比べて女性のほうが禁煙治療を受けにくいことが指摘されています。禁煙補助薬の入手には医師や薬剤師と対面せざるを得ないしくみに加え、喫煙本数が少ないことも影響しているといわれています。

4）同居者の喫煙

日本では女性と男性の喫煙率に大きな差があり、どの年齢層でも男性の喫煙率は女性の2倍程度となっています。これは、男性喫煙者の家族や伴侶は非喫煙者のことが多いが、女性の喫煙者の家族、とくに伴侶は喫煙者が多いことを意味します。

他の生活習慣の改善でもみられることですが、家族の中の喫煙者は、かならずしも家族の禁煙に協力的でないこともあります。長期禁煙支援プログラム「禁煙マラソン」に届いたメールをみてみましょう。

「いよいよ禁煙マラソンスタート！　きょうから禁煙と宣言したとたんに、主人から言われたのが「おい、たばこが切れてる。買ってきておけ」　なによこれ！こっちはなんとかたばこから離れたいと思ってがんばっているのに、たばこ買いにいかされるなんて！　悔しくて震えましたが、たばこだと思わないで、これはただの商品と自分に言い聞かせて、買ってきて黙って机の上に置きました。」

（50歳女性　東京都）

「禁煙開始一週間万歳！順調です、と書きたいのですが、ぐらつきましたが乗り切れました！　ですから◎でなくて○にしました。最近主人が機嫌が悪いことが多くて、どうしてと思っていたら、私がタバコを吸わないのが気に食わないらしい。いつも食後にいっしょにタバコ吸ってましたから。食後なんとなく私の視線をさけるようにしてタバコ吸ってる。その挙句には、「灰皿、あらっとけ」だって！今、一番したくない！　タバコのにおいから逃げたいのに、なんでこうなるの……なさけない。でも主人だって、ほんとうは禁煙したいけど、できなくて、私のことがうらやましくてイラついているのだろうな〜って思いなおして、灰皿洗いました！　あ＝＝＝吸いたい。今吸えばおいしいだろうなあと思いつつ、さっぱりきれいに洗って、いっしょに主人に腹をたてた私の心も洗って……乗り切りました。みなさんに、禁煙つづいてますの報告したくて乗り切れたんだと思います。応援ありがとうございます」

（29歳女性　長崎県）

同居する喫煙者の複雑な気持ちに翻弄されつつも、しっかり乗り切ってゆく女性たちの姿がこれらのメールから読み取れます。必ずしも協力的でない同居者の存在も、禁煙の失敗原因になります。

■**女性の禁煙の困難点**

女性の禁煙が困難な理由からみえてきたことは、下記4項目にまとめられます。
❶　女性は男性より若い年齢層で禁煙にチャレンジしようとする
❷　女性は本数からは推し量れない強いニコチン依存を有することがある
❸　心理的にも離れがたい感が強いことがある
❹　女性喫煙者の同居者はかならずしも女性の禁煙に協力的とは限らない

● 女性への支援のポイント

さまざまな困難点がある女性の喫煙ですが、対応方法は確立されています。

❶ 喫煙本数にかかわりなく、禁煙薬物療法を勧める

「そんな少ない本数だったら自分で禁煙したら」は女性への禁煙支援では「禁句」です。1日数本以内とか、1週間で1箱といった喫煙本数を聞くと、「そんな少ない本数だったら自分で禁煙したら」といいそうになります。同じような少ない本数を喫煙している男性喫煙者は、ニコチン依存が低いことが多く、自力での禁煙が可能なこともあるからです。

しかし女性の喫煙は状況が異なります。喫煙することが社会的に容認されている男性と違い、女性は「禁煙したほうがよい」という社会的な圧力を感じつつもニコチン依存が強いために禁煙できないために喫煙を続けていることが多くみられます。禁煙したいとの思いから、本数を減らす努力を続けていて、禁煙には至らないものの喫煙本数が少なくなっているという状況や、実際よりも喫煙本数を少なく申告する傾向も、女性に多いものです。

そのような状況の中で、自力禁煙を勧めることは、「今までできなかったことを、またするように言われた」と捉らえられ、喫煙者の禁煙意欲の低下につながります。「もう二度と、この人には相談しない（したくない）」と思われてしまうのはこうしたシーンです。

ニコチン代替療法を利用した禁煙経過など、薬物療法を用いた場合には、短期の禁煙成果に性差を認めないとする研究報告が多くみられています。強いニコチン依存があるのですから、ニコチン依存に対しての治療をおこなう、これは合理的なことです。アイコスなど加熱式たばこや、電子たばこを用いている場合にも同様で、ニコチン依存の治療が必要です。

以前はブリンクマン指数（53ページ）が適用され、年齢が若く喫煙本数が少ない場合には禁煙治療に保険適用がなされませんでした。平成28年からこの制限は34歳以下では撤廃されましたので、若い女性でも、喫煙本数の少ない女性でも、禁煙の薬物療法に健康保険を適用できることが増えました。ですから、女性への禁煙支援の第一のポイントは、「薬物療法」です。薬物療法の詳細についてはこのあとの項目で述べます。

❷ 同居する家族にも禁煙を勧める

可能であれば同時に同居する家族にも禁煙治療を受けることを勧めます。家族内での協力者の存在は、禁煙の成功率を高めます。これはとくに、妊婦さんへの禁煙支援の場合に重要になります。妊婦さんはもちろん、パートナーにとっても、子どもへの健康被害を防ぎたいという思いは、禁煙への大きな動機付けとなります。喫煙自体はもちろん受動喫煙についても、出産後からではなく、妊娠時からのリスクを説明することも重要です。

さらに重要なのは出産後です。出産後は育児が思い通りにならない困難さや、睡眠不足も加わってイラつきやすい時期です。喫煙者は過去にイラついたときに喫煙して落ち着いたとの記憶がよみがえり、過去と同じように行動すれば同じように成功できると、再喫煙してしまいがちになります。

そのときに、家族が非喫煙になっていれば、産後の母親を支えて禁煙を継続する方向に動けるのですが、家族内に喫煙者がいてたばこや関連グッズがあるという状況では、家族が禁煙の妨げになってしまうこともあります。したがって、家族がこぞって禁煙という状況をつくりだせるように、家族への働きかけを強めます。

コラム 「禁煙支援における禁煙成果」

禁煙支援における禁煙成果について、米国のAHRQ(Agency for Health Care Research and Quality)ガイドライン(2000)には次のように記載されています。
1) カウンセリング強度(指導時間の長さ・指導頻度等)と禁煙成果には量的比例関係が認められる。
2) 提供者の職種が多種にわたるほど禁煙成果は高まる。
3) 個別支援・集団支援・相互支援・社会的支援(外部支援)教材等さまざまな形態の介入を組み合わせることが望まれる。
4) 複数の行動療法を用いることは禁煙の成功率を高める。行動療法の習得には医療者によるアドバイスに加え禁煙経験者のアドバイスが有効に働く。
5) 薬物療法の利用は禁煙成果を高める。
6) 常時対応可能な相談窓口の設置あるいは紹介は禁煙成果を高める。
7) 長期フォローの存在の紹介は禁煙成果を高める。

❸ 長期の言語的サポートを加える

女性はコミュニケーション能力が高いといわれますが、禁煙の際にはとくに言語的なサポートでプラスのメッセージを受け取ることで禁煙が成功しやすくなります。禁煙薬物療法を利用した禁煙経過では、短期の禁煙成果に性差を認めないとする報告が多くみられる一方、長期の禁煙成果に関しては、男性よりも禁煙の継続が困難との報告がみられています。これは、女性の禁煙には、開始当初から長期にわたる再喫煙防止サポートが必要であることを示唆します。ですから、女性への禁煙支援のポイントの3つ目は、長期の言語的サポートです。言語的サポートを長期に提供しているのが、ITを利用した禁煙サポートである禁煙マラソンです。禁煙マラソンについても後述します(58ページ参照)。禁煙マラソンの禁煙成果は、男女差はありません。

コラム 「女性型喫煙」それとも「男性型喫煙」!?

女性の喫煙者には喫煙の仕方により「かくれ喫煙派」と「堂々と喫煙する派」にわかれます。これを「女性型」「男性型」と呼ぶこともあります。

「女性型喫煙(かくれ喫煙派)」は、本数からは想像ができないほどの、強いニコチン依存を有していることが多く、また心理的依存も強いことがしばしばみられます。禁煙支援を提供したときに、思いがけず難渋するのも、こうしたタイプの女性喫煙者に多いのです。

「女性型喫煙」では、駅の喫煙室など見知らぬ人が見ている場所では喫煙しない、職場では喫煙者とは知られないようにしている、家族が家にいる間は吸わない、など、通常の男性喫煙者よりも喫煙している時間は短く、その分しっかりと吸い貯めをします。そして吸える時間になれば喫煙を再開するということを繰り返しています。吸わない時間が続いたあとに喫煙を再開すると、「この1本は死ぬほどうまい」と感じられます。これはニコチン依存の強化につながります。かくれ喫煙派の女性が、強いニコチン依存を有している理由のひとつがこの「禁煙—喫煙」の繰り返しサイクルにあると考えられます。また「死ぬほどうまい」と感じることが、心理的な離れがたさにもつながります。なお「時間禁煙」(一定時間を決めて禁煙と喫煙を繰り返す)する男性でも同じことがみられます。

この「女性型喫煙」の女性喫煙者の禁煙支援には、薬物療法が必要なことはいうまでもありません。さらに加えて離れがたさに対しての、長期の言語的サポート(カウンセリング)も必要です。

禁煙開始支援の実際

　医療の発達により多くの禁煙補助薬が開発され、禁煙はより手軽により安くスタートできるようになりました。ここでは禁煙治療について説明します。

● 禁煙治療と禁煙補助薬

◉現在の禁煙治療

　現在広くおこなわれている禁煙治療は、禁煙補助薬でニコチン切れを緩和して禁煙を開始しやすくするものです。禁煙補助薬としては「ニコチンガム（ガム製剤　ニコレット®、ニコチネル®など）」「ニコチンパッチ（皮膚への貼付薬　ニコチネル®TTS®、ニコチネル®パッチ、シガノンCQ®など）」「バレニクリン（内服薬　チャンピックス®）」の3種類の剤型が利用できます。日本においては、1994年からニコチンガムが、1999年からニコチンパッチが認可され、さらに2008年からはニコチンパッチの一部市販化とともに内服薬バレニクリンが使用認可されました。

◉禁煙補助薬とその効果

　ニコチンガムとニコチンパッチは「ニコチン代替療法剤」と呼ばれます。ニコチンが含まれ、皮膚や口腔粘膜の接触面から徐々に体内に吸収されてニコチン切れ症状を軽減し、禁煙しやすくするしくみです。使用開始後に喫煙するとニコチンの吸収量が多くなり危険ですので、使用を開始したら喫煙してはなりません。

　一方、バレニクリンは脳内のニコチン受容体と結合してニコチンの結合を妨げると同時に少量のドパミンを放出してニコチン切れ症状やたばこに対する欲求を軽減します。ニコチンを含まないことから、従来ニコチン代替療法剤が使いにくかった心疾患や高血圧の喫煙者にも使いやすいとされています。

　禁煙保険診療での12週間後の治療成果は、ニコチンパッチを使用した場合には76%、バレニクリンを使用した場合は79%との調査結果が出ています（2009年中医協調査）。使用する薬剤にはそれぞれ副作用もあり、医療者が適切な薬剤を選択して使用することになっています。なお、ニコチンパッチとバレニクリンは同時使用できません。ニコチンパッチとニコチンガムは、医学的には同時併用可ですが、禁煙保険診療のための手順書では併用可、薬局向けの添付文書では併用不可とされるなど薬事行政面での混乱があります。

薬剤名	ニコチンガム	ニコチンパッチ	バレニクリン
入手方法	薬局や薬店で購入。	大、中、小の3種類のうち中と小のパッチは、薬局でも医療機関でも購入できる。大のサイズは医療機関専用。	医師の処方箋が必要。
薬理作用	口腔粘膜の接触面から徐々にニコチンが吸収されてニコチン離脱症状を軽減。	皮膚の接触面から徐々にニコチンが体内に吸収されてニコチン切れ症状を緩和。使用実感は、「吸いたいなとふと思うけど、ほかのことをしているとすぐに忘れてしまう」「吸わずになんとかすごせる」といった人が多い。	脳のニコチン受容体に結合してニコチンの結合を妨げるとともに少量のドパミンを放出させる。使用実感は内服開始後1週間目くらいから「たばこの味がかわった」「おいしさが感じられない」。
使用方法	ゆっくりと数回かんで、平らにしてほおや歯茎に押し付ける。ピリピリしてきたらニコチンが吸収されはじめた証拠。ピリピリがなくなったらまた数回かんで同様に押し付ける。1錠で30分程度だが、ピリピリ感が感じられる間は有効。	1日1枚を皮膚に貼り付けて使用する。妊娠中と授乳中は禁忌。心筋梗塞や脳梗塞などニコチンでリスクが増大する疾患に罹患した直後は使用に注意が必要。	1日1回から2回内服する。食事と無関係に内服してよい。腎機能が悪い場合は使用量などに注意が必要。
副作用と対策	口腔内アフタ（押し付ける場所を毎回変える）、吐き気や胃痛（唾液は吐き出す）。	貼り付けた場所のかぶれ（予防には貼る場所を毎日変える、はがすときに皮膚を反対方向に押さえてゆっくりはがす、かゆみ止めの外用薬を利用する）。	嘔気・腹満・腹痛・下痢・便秘・頭痛・悪夢・睡眠異常など。自然に軽減する場合も多いが、対症療法や内服量の減量、休薬などが必要な場合もある。
備考	ニコチンが吸収されるのはほおや歯茎の粘膜に押し付けてから。かんでばかりで粘膜に押し付けることを怠ると、胃の不快や吐き気など副作用がおこりやすくなるばかりか、薬効が出にくい。	医療用は1日1枚朝に貼りかえるのが標準的。同じ製剤だが薬局販売では安全性を高めるため、就寝時ははがすように指導される。	精密機械に従事する場合のほか、日本では車の運転をする人には処方できない。また薬効の出方には個人差が大きく、3週間目くらいになってから薬効を感じる事例もある。

コラム 「ニコチンパッチ あいうえお」～ニコチンパッチの正しい使い方

　ニコチンパッチは、上手に使うと効果的ですが、使い方を間違えると十分な効果が出ません。以下の「あいうえお」を参考にして、無理のない禁煙にチャレンジしてもらってください。

あ 朝貼って夜はがす　長く貼るほどかぶれが出やすくなるので、夜ははがしましょう。また高齢者は夜間貼ったままだとニコチン過量が夜間に出やすく危険です。

い 一気に禁煙　貼って吸うとニコチン過量で危険です。また有効性が減少しますので、貼ったら喫煙しないようにします。

う 上から温める　「貼っても吸いたい」は薬量不足のサイン。ほんとうは使用量を増やしたい……でもできません。こういった場合は、上から押さえたり、温めたりしてニコチンの吸収を増やしましょう。

え えずいたら減量　ニコチン代替療法の原則は「自分にあわせた必要量を使う」ことです。体格や喫煙量によってニコチンパッチの必要量は変わります。嘔気や頭痛、気分不良はニコチンが体に入りすぎたサインですので、貼り付ける量（面積）を減らしましょう。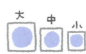

お お守りの1枚　禁煙できてもお守りの1枚を常に持ち歩くようにします。お酒の席など、いざというときには使って吸わずに乗り切りましょう。

● 禁煙保険診療と禁煙外来

◉禁煙保険診療

　2006年から、TDSが5点以上、**ブリンクマン指数**が200以上などの一定の条件を満たした場合、12週間にわたり禁煙治療に健康保険が適用されるようになりました。2016年からは、34歳以下の場合にはブリンクマン指数の算定が不要となりました。禁煙補助薬のうちニコチネル®TTS®とチャンピックス®は禁煙保険診療として使用されます。なお、禁煙保険診療は入院中には適用されない、年1回しか適用されないなど、他にはない決まりがあります。

◉禁煙外来

　禁煙保険診療を利用して禁煙を支援する外来です。内科だけでなくさまざまな科に設置されています。禁煙保険診療は届出をした医療機関のみで可能ですので、たばこ対策担当者は職場の近隣の医療機関に禁煙保険適用の有無を確認しておくと、喫煙者から尋ねられたときに便利です。保健所では地域の禁煙治療医療機関を把握していますので、近隣に適当な医療機関がみつからないときには保健所に尋ねるとよいでしょう。

　禁煙外来の診療内容ですが、禁煙や喫煙に関する問診票に記載したあと、呼気中CO濃度測定がおこなわれます（呼気を機器に吹き込む検査）。そのあと状況にあわせて適切な薬の処方や日常生活での工夫などが伝えられます。原則として初診から2週間後、4週間後、8週間後、12週間後の計5回の来訪が求められます。このうち初回から4回目までの来訪時に処方された禁煙補助薬には健康保険が適用されます。

ブリンクマン指数
ブリンクマン指数は、（一日喫煙本数）×（喫煙した年数）で計算され、200以上が保険診療の対象となります。

●体重増加への対策

女性の禁煙でしばしばさまたげになるのが、「本数を減らしたからいいじゃない」という思いと、体重増加への懸念です。

禁煙しての体重増加は「口寂しさからくる摂食量増加」「味覚の変化による摂食量増加」「ニコチン切れによる食欲亢進」が大きな要因であり、そのほかに「消化吸収の改善」や「基礎代謝量の減少」があげられます。禁煙補助薬の中でもニコチンパッチには体重増加を抑制する作用が認められていますので、以前に禁煙して体重が大幅に増加した人には、次の禁煙にはニコチンパッチの使用を勧めてください。

なお口寂しさには「つまようじやマスク」、味覚の変化には「野菜の多食」が勧められます。禁煙すると呼吸機能の改善が見込まれますので、禁煙と同時に運動習慣を取り入れることも対策となります。

●「減らす」と「やめる」

「ゆっくり減らしていって0本にできたらと思います」、「1週間に1本ずつ減らして20週で0本に至るようにしたい」など、漸減希望をいだく喫煙者が多いものです。「生活が急に変わったら何か悪いことがおこるような気がする」といった漠然とした不安を持っている場合や、「やめるにはまだ未練があるので、少しでも長く吸っていたい」といった優柔不断派まで、理由はさまざまです。

ゆっくりと喫煙本数を減らして0本に至る禁煙方法（漸減法）でうまくいく人も中にはいますが、大多数の人はうまくいかず、結局元の本数に戻ってしまいます。

現在、禁煙支援のベテランが漸減法を勧めることはありません。その理由は以下のとおりです。

1 ニコチン切れ 本数を減らして1日18本以下にした付近から、ニコチン切れ症状が出るようになります。本数を減らし続ける限り、一日中ニコチン切れと戦う状況になりますので、挫折が増えます。

2 依存性の強化 本数を減らして次の1本との間隔が開くと、次の1本は「死ぬほどうまい」と感じられ、ますますたばこから離れられなくなります。

3 禁煙意欲の喪失 「こんなにつらいニコチン切れが生涯続くのが禁煙なのか」と誤解してしまい、禁煙する意欲を失ってしまいがちです。

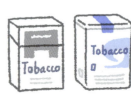
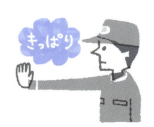

古い禁煙の本の中には「漸減法」などゆっくり減らして0本に至る禁煙方法が記載されていることがあります。しかし現在の禁煙治療のコンセプトは「きっぱりやめる」です。これを断煙と呼びます。ニコチン代替療法剤のニコチンガムやニコチンパッチは使用開始時から断煙が求められます。バレニクリンの場合、内服開始当初は喫煙していてよいのですが、薬が有効性を発揮して「たばこの味がまずく感じられる」との段階に至ったらたばこはきっぱり断ちます。

現在のように禁煙治療に薬の手助けの無かった時代（1990年代）は、断煙法は「コールドターキー」と呼ばれました。ニコチン切れで鳥肌が立つというところからの命名で、断煙によるニコチン切れとの戦いをいいあらわしています。しかし時代は変わり、現在では禁煙治療薬が手軽に利用できるようになりました。

禁煙すると、数日から2～3週間でニコチン切れは消えていき、禁煙補助薬を利用するとニコチン切れは軽減されます。以上の理由を説明し、「もしあなたのやりたい方法（漸減法）でうまくいかなかったら、次はぜひ私たちが提唱する方法（断煙法）でやってみてください」と情報提供してください。

コラム　禁煙マラソンでの禁煙動機付け支援

　禁煙には3つの山場があるといわれています。それは、「決心する」「実行する」「継続する」という山場で、とくに難渋するのが「決心」ができないという状況です。

　禁煙の決心というのは、実にあやふやなものです。一瞬「絶対に禁煙するぞ」と思っても、次の瞬間には「いや、まだいいだろう」となるのが普通です。

　IT禁煙サポートの禁煙マラソンは、このような状況の人にも役立つようにプログラムされています。

　禁煙マラソンでは、禁煙や喫煙についての知識が次々と提供されます。また自分の禁煙について相談する窓口も提供されますので、自分に適した禁煙開始方法を相談することができます。この段階でもっとも多く寄せられる質問は「自分にはどの方法が適していますか」という質問で、医師や禁煙支援士の資格を有する禁煙マラソンの先輩が丁寧に対応します。

　さらに、禁煙した人たちの姿をメールを通じて見聞きすることができますので、自分が禁煙した場合の状況をイメージすることが容易になります。こうしたことから、禁煙マラソンは現在、多くの自治体や企業で、「禁煙をとちょっと考えてみたけど、まだ禁煙する気にはなりません」という人たち向けのプログラムとしても用いられています。

◆禁煙マラソンのやりとり例

参加者（33歳女性　岡山県　主婦）

「禁煙！と思って申し込みましたが、申し込みボタンを押した瞬間から後悔の塊になりました。押さなきゃよかった……まだ吸えるという思いと、もうここらでやめなきゃという思いで毎日揺れています。1年後くらいに参加するって変更してもいいですか？」

先輩アド（43歳女性　大阪府　会社員）からの助言メール

「同じ状況でしたよ。私の場合、背中を押してくれたのは高橋先生からの、「禁煙は練習です。練習ですから一度チャレンジしてみませんか。一度でうまくゆけばよし、ゆかなければ次は別の方法を試せばよいのです」とのメールでした。ほんと、気が楽になって、じゃあやってみようかって。気が付けば8年です。〇〇さんもあまり大きな決心をせず、とにかく利用できそうな方法は利用するということでチャレンジしてみてはいかがでしょう」

（2日後の報告メール）

「ありがとうございました！思い切って薬局に行ってパッチ買いました。今朝から使い始めました。いや〜ほんと、らくですね。このまま禁煙まで突っ走りたいです！」

禁煙継続支援の基礎知識

　女性の禁煙では、再喫煙が大きな問題です。ここでは、心理的な依存による再喫煙のメカニズムとその対策を記述します。再喫煙のメカニズム自体は、男性も女性も同様ですが、女性の場合には再喫煙要求を生じたときにそれを阻止して禁煙を続けるメカニズムが弱い可能性があります。とくにかくれ喫煙をしている女性の場合には、周囲の応援が得られないことから、再喫煙につながりやすいといわれています。

● 再喫煙が生じる理由

◉ 禁煙の3つの難所と再喫煙メカニズム

　禁煙には3つの山があるといわれてきました。「3日、3週、3か月」と俗にいわれる禁煙の難所です。このうち3日目の山はニコチン切れによる挫折ですが、3週目と3か月目の山は油断や記憶による再喫煙での挫折です。

　現在広くおこなわれている禁煙治療は、禁煙を開始するための強力なツールですが、残念ながら受診後3か月以降の支援は含まれていません。長年の喫煙習慣から生じる心理的依存（記憶）によるたばこの誘惑は長く続き、「1本くらいならいいだろう」と再喫煙を引き起こします。禁煙によって休止状態になっていた脳内のニコチン受容体は、1回の急激なニコチン吸収（すなわち喫煙）で活性を取り戻しますので、強い喫煙要求が再発して喫煙者に逆戻りすることになります。これが再喫煙メカニズムです。

◉ 再喫煙の契機

　再喫煙の機会はいたるところにあります。「夫婦喧嘩して」「仕事のストレスで」「お酒の席で」といったありがちな場面から、「こんな嬉しい時にはたばこを吸わねば」「ここまで禁煙したのだからご褒美の1本」まで、ありとあらゆる人生の出来事が再喫煙の契機になることがわかっています。

　さらに、禁煙を開始した人のうち90％以上が、1年以内に強い再喫煙の誘惑に出会うといわれています。「禁煙して3か月もしたのにまだ吸いたい。今回の禁煙は失敗でしょうか」と相談を受けることがありますが、3か月程度ではまだ吸いたいのは当たり前であり、禁煙の失敗ではありません。

コラム　喫煙対策推進は、再喫煙防止の大きなカギ

　喫煙しやすい環境では再喫煙も増加してしまいます。「喫煙室の前を通ったときに、思わず入ってしまい、もらいたばこで喫煙者に戻ってしまいました」といった話は枚挙にいとまがありません。

　一方、敷地内から喫煙場所を撤去した事業所では、「禁煙にチャレンジしています。以前は休憩時間にみんなが喫煙場所にゆくのでどうしても禁煙が続きませんでしたが、構内に喫煙場所がなくなってからは、つられることもなく禁煙が無事に続いています」といった声が寄せられます。

　喫煙場所の制限を強化することは、禁煙した人が喫煙に逆戻りしないようにする方策であり、再喫煙防止の大事なポイントでもあるのです。

コラム 禁煙継続のための支援の実際

■禁煙継続のための情報提供

禁煙を開始したらすぐに、以下の内容を伝えることで再喫煙を防止します。

❶再喫煙メカニズムについて

ニコチン依存はいったん消失したように見えていても、1回の喫煙（1回の急激なニコチン摂取）で容易に再発する疾患です。「この再喫煙のメカニズムは人類共通であり、自分だけは1本吸っても大丈夫と根拠のない自信を持たないように」と念を押します。

❷喫煙要求をかわす応急措置

行動療法と呼ばれる範疇の対処法です。喫煙要求が出てきたときの対処法としては、下記のようなことが昔から使われてきましたので、参考にしてください。

①体を動かす	②飲み物の利用（熱い、冷たい）	③野菜の多食
	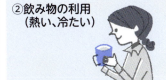	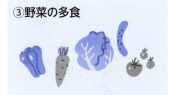
④痛み刺激	⑤その場を離れる	⑥マスクをして口を覆ってしまう
	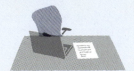	

宴会やお酒の席は再喫煙の多い場ですが、そこで役立つ行動療法をあげます。
さらに無事の帰還報告を待ってくれる人がいるとベストです。

①座席は非喫煙者の隣にとる	②ノンアルコールの飲み物を準備しておく	③トイレに立つ
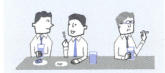	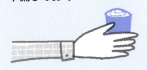	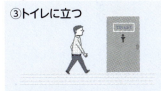
		（ニコチンガムやニコチンパッチをトイレで使う方法も）

❸再喫煙誘惑に意識を向けるのではなく、禁煙のメリットに意識を向けるように促す

「息苦しさが消えた」「走るときに体が軽い」など、健康面でのメリットは禁煙して早期に現れます。「家族に褒められた」「仕事の能率があがるようになった」「集中力が増した」など健康面以外のメリットも嬉しいものです。禁煙のメリットを毎日自分で確認する習慣をつけると、禁煙継続が楽しくなるというさらに大きなメリットもあります。

■最強の禁煙継続方法は支援者になること

もう一つの強力な再喫煙防止策は、禁煙支援者や禁煙推進者としての立場を与えられることです。自分のために禁煙をと思っている間は再喫煙してしまいがちですが、人の禁煙を応援する立場になると、再喫煙リスクが減少します。職場の禁煙推進者となれば、さらに再喫煙しにくくなります。

禁煙した人に職場での禁煙支援者や禁煙推進者の役割をお願いすることは、本人の再喫煙を防止するとともにたばこ対策担当者の強力な味方を得る一石二鳥の方法といえましょう。

禁煙マラソン

　禁煙マラソンは20年以上にわたって禁煙チャレンジャーを応援してきたIT禁煙サポートです。禁煙の決意・開始・継続という3つの難所のすべてに対応できるプログラムとして1997年の提供開始以来、2万人を超える参加者の禁煙を応援してきました。女性の禁煙や妊婦の禁煙に必要な心理的なサポートを提供するプログラムとして知られ、妊婦の禁煙支援にはファーストチョイスといわれることもあります。
　ここでは禁煙マラソンの仕組みと、女性の禁煙にどのように役立つのかを見てゆきます。

● なぜ禁煙マラソンは、3つの山場のすべてに対応できるのか？

　3つの山場のすべてに共通するのは、医療者の言葉が心に届かない状態になっているということです。しかし、同じ経験をした人の言葉は心に届きます。
　禁煙マラソンで相談を受ける人たちを「アド（アドバイザー）」と呼びます。全員が禁煙マラソンで禁煙した人たちで、支援者となるためのトレーニングを受けて日本禁煙科学会禁煙支援士の認定資格を保有しています。この資格は、禁煙外来の医師やナースが取得する資格です。模擬患者として医療者の禁煙支援のトレーニングを助けたり、医師やナースに禁煙支援について助言する立場の人たちも含まれています。
　この人たちの支援は強力です。単に自分の経験に基づいているだけでなく、医学的にも正しい支援を提供する人たちが集団で医師とともにサポートにあたりますので、喫煙者の心に届く質の高いサポートが提供されます。
　こうしたことがあって、禁煙マラソンは多くの自治体や企業で、禁煙の動機づけ支援としても、開始支援としても、また継続の支援としても採用されてきました。

● 禁煙マラソンで提供されるもの

　禁煙マラソンには多くのコースがありますが、どのコースでも「禁煙に関する情報提供」（主としてメールやウェブ）＋「個別相談」に加えて、禁煙にチャレンジしている人たちが双方向での情報交換ができる「コミュニケーションツール」（メーリングリストやSNS、掲示板）が提供されます。

◉ 禁煙マラソンには多くのコースがあります

　今から禁煙にチャレンジしようとする人たちのコースのほか（一斉スタートコース・禁煙マラソン随時コース）、保険診療の禁煙外来を受診する人のコース（禁煙マラソン保険治療コース）、遠隔医療での禁煙治療を受診する人のコース（禁煙マラソン遠隔禁煙コース）、大学生むけのコース（カレッジ禁煙マラソン）、中高生喫煙者むけコース（ジュニア禁煙マラソン）、妊婦子育てママむけコース（禁煙マラソンマタニティコース）、ナース向けコース（ナース禁煙マラソン）など、ニーズにあわせて利用できるようになっています。
　禁煙マラソン随時コースは180日間にわたり禁煙や喫煙についての情報が提供されるほか、個別相談窓口が設けられていて、「禁煙がちょっと気になっているけれども、まだ禁煙する気にならない」人たちの禁煙への動機づけにも、禁煙を開始してからのサポートにも利用できます。このコースは100を超える自治体で、住民や職員対象の禁煙支援プログラムとして利用されています。また60社を超える企業で、従業員の禁煙支援に用いられています。

●禁煙マラソンは薬を使わない禁煙にも対応します。

　2006年以後、禁煙治療に健康保険が適用されて禁煙補助薬が広く利用されていますが、1997年に禁煙マラソンの提供がはじまった当時は、まだ日本国内では禁煙補助薬の入手は難しい時でしたので、認知行動療法に重点を置く禁煙のサポートを提供してきました。ですから、妊婦や授乳中のように禁煙補助薬を使いたくない（使おうとしない）場合には、禁煙マラソンのサポートが用いられます。

●禁煙マラソンのサポートは「生涯支援」です。

　禁煙を開始してからも再喫煙危機を乗り越えて禁煙を続ける必要があります。禁煙マラソンの願いは、禁煙を通じて各人が自分にとって最良の人生を歩むことですから禁煙マラソンの禁煙サポートは、生涯にわたるサポートです。

　禁煙マラソンは最初の登録時に登録にかかわる費用をいただいていますが、生涯にわたる支援を受け続けても新たに課金されることはありません。

※禁煙マラソンに個人で申し込む場合は、禁煙マラソンのホームページからお申し込みください。
※禁煙マラソンを企業や自治体で採用する場合は、禁煙マラソン事務局にメールをください。
※禁煙マラソンマタニティコースは、医療機関を介しての申し込みだけを受け付けています。

禁煙マラソンにみる女性への禁煙支援の実際

　女性の場合には、ニコチン依存が本数などに比して高いこともありますが、心理的な「離れがたさ」が形成されてしまっていて、いろいろな言い分で禁煙開始を先延ばししようとする場合もあります。女性にとって困難な禁煙開始を、禁煙マラソンではどのように支援しているかをみていただきます。

禁煙マラソンにみる禁煙開始時の支援

　禁煙開始における禁煙マラソンの役割は、禁煙保険診療や遠隔禁煙治療、薬局での禁煙支援などに併用される相談窓口としての役割が大きなウエイトをしめています。

- 2週間に1回の受診の間に生じる疑問や不安の相談場所として
- その間の禁煙努力をみとめて継続のためのポジティブなストロークを与える場として
- 医師や看護師に尋ねることができない内容の相談どころとして

　禁煙の開始時には、使用している禁煙補助薬がうまく使えなかったり副作用で気持ちが折れたりすることもありますし、順調に行っているようにみえても実際には葛藤があります。禁煙開始時における言語的サポートのポイントは、的確な医療知識の提供とプラスのストローク（ほめて励ます）です。次ページからの禁煙マラソンの実際のやりとりで、どのようにこの２つが提供されるかをみて、ぜひ禁煙支援に生かしてください。

●禁煙マラソンにみる禁煙開始支援の実際

Aさん　34歳女性　事務職

「きのうようやくニコチンパッチを入手してきょうの朝から貼りました。かぶれるかなあって思っていたけど、まだ大丈夫みたいです。ただ、確かに吸いたいという気持ちはないんですが……駅で吸っている人をみると、なんだか残念というか。パッチ貼ってなかったら絶対吸ってました。危ないところでしたが、今でも、今夜、パッチをはがしたら吸いたいという気持ちと戦っています。こんなことで禁煙、できるんかなあって思ってしまいました」

先輩アドバイザーからの助言

「ニコチンパッチを使い始めたとのこと、おめでとうございます。ニコチンパッチはかぶれる人もいますが、それが大丈夫で、しかも吸いたい気持ちがなくなっているとは、とても良い形で禁煙がスタートできましたね。ただパッチをはがしても体内にクスリの成分が残っていますので、タバコを吸うことはおすすめできません。奥の手としては、パッチを貼った上から軽くマッサージすると、良く効いてくるそうですから試してください。そしてもうひとつ。夜にパッチをはがしたら、暖かいお茶を飲んでほっこりして、すっとお休みください。私は禁煙をはじめたときは、寝てばかりいました。寝たらタバコは吸えませんからね。次のAさんのご報告を心待ちにしています」

コメント

　喫煙せずに順調にいっているようにみえても、女性の禁煙にはこうした不安が珍しくありません。パッチをうまく使っていることでまずほめて、プラスのストロークを与え、そのあとに医学知識に基づく助言を提供しています。この助言のあと、Aさんは無事に禁煙することができました。

Bさん　32歳女性　主婦

1日20本、起床後喫煙30分以内、過去4回ニコチンパッチで禁煙チャレンジしたが失敗。「喫煙者である自分への嫌悪感を取り除きたい」と禁煙マラソンに登録しました。
禁煙スタート3日11時間目のメール（ニコチネル®TTS20®使用中）
「きのうからTのことばかり考えて落ち着きを無くし、いつまでもこのしんどさが続くのではと、憂鬱になってしまいました。未練なんだと思いますがこれから一生、あのTの満ち足りたリラックスの時間が持てないのか、と思うと寂しくて、おかしくなりそうで。衝動的にタバコを買いに行って、昨夜から吸いました。ニコチンパッチは昨日の喫煙から外しました。全くの依存症だと思います。私はTなしではまともに生活できないようです。自分へのふがいなさに落ち込みながら、そういう自分を許してしまっています。もうあきらめます。いつかまたチャレンジしたいと思いますが、もっと体力と気力と精神力を養ってからにします。」
これに対して、1時間で14人の先輩からのメールが寄せられました。どれも、支援のお手本になるメールばかりですが、一部を紹介します。

先輩からのメール1

「そんなに落ち込まないで。ニコチン大魔王の攻撃にまともに立ち向かったのです。上手くかわす方法を練習すればきっと上手くゆきますよ。あと50年の自分の人生を無煙ですごそうと思ったら、3日や4日はまったくの誤差の範囲です。あまり気合を入れずに、自然体で、ゆったりと、歩き出してみませんか？きっと向こうに素晴らしい無煙の世界が貴女を待ち受けていますよ。すいたくなったらまずメール。これは効果抜群です。ズーーート応援しています」（50歳男性　兵庫県）

先輩からのメール2

「そうですか、吸っちゃいましたか、う～～ん勿体無い。でもご自分を責める必要はないですよ。ここまで頑張って来たんだから。N大魔王、本当に手強いですね。ニコチンパッチを使われても辛そうなご

様子。お使いのニコチンパッチの使用量について医療用相談ＭＬに相談してみるのも良いかもしれませんね。そして一息ついたらもう一度立ち上がり走りだしましょうよ！"吸いたくなったらまずメール"、禁煙マラソン最大の武器もありますから、上手〜く使ってください。たくさんの仲間が、応援しています。」（44歳男性　熊本県）

先輩からのメール3
「私も1年前、同じような状況でした。でもあきらめや開き直りはよくないわ。「いつかまた」なんて言わないで……。今このとき喫煙者にもどっても、今までと何にも変わりませんよ。Ｔを吸って気持ちが落ち着いたかのような気になるけど、それは一瞬の落ち着きであって、何のメリットもないのです。転んでも転んでも起き上がるのがこの禁煙マラソンに参加した目的のはず。誰も責めたりしない（誰もが経験済みだから）。あなたは、ニコチン依存から脱却してより豊かな人生を手に入れようとしている人たちの仲間なのです。すばらしいことです。だから、逃げないで、すぐに起きあがりましょうよ。もう一度パッチを貼って！胸を張って！ご主人も子どもさんもあなたのＴを吸っての笑顔より、禁煙した自信に満ちた笑顔の方が幸せを感じられることでしょう。（私の経験でも、ごまかしの笑顔は所詮メッキが剥がれてしまいます）」（39歳女性　東京都）

先輩からのメール4
「私も転倒組です。1年前の禁煙マラソンで転倒し立ち上がった分、少し先輩面していいですか？私も3人の子の母親です。いい親ではないけど、子供から以前「おかあさんはＴなんて悪いことしてないよね？」と聞かれ、絶句したこと覚えてます。＝喫煙者である自分への嫌悪感＝まったく同感です。ですから、禁煙してほんとうに楽になりました。主婦業・育児って大変ですよね。ゆっくりいきましょうよ。勇気ある×メールを出されているのだから大丈夫ですよ。」（33歳女性　長野県）

先輩からのメール5
「はじめまして。つらい気持を、正直に話して下さってありがとう。ここに参加しているアドバイザーは、全員が元喫煙者です。意志が弱く、何度も禁煙しては挫折し、そんな自分自身にうんざりしていた者ばかりなんです。だから他人事と思えません。だから下を向かないで。禁煙は、失敗しないことが重要なのではなくて、あきらめないことが一番大切なんです。そんなに簡単にあきらめてしまっては悲しいではないですか,,,私たちは全員がニコチン依存症でした。誰だって、疲れれば精神的にまいるし、くよくよします。ニコチンパッチのサイズを変える方法も検討しませんか？　精神力鍛えるより簡単です。そして主宰のアドバイスだけでも、もう一度読み返してみませんか？　今の堂々回りから旅立てるヒントが、たくさん書かれていますよ。特に、本日のアドバイスメールは必読です！　一番に読んで下さいね。体力を鍛える時間があるなら今から禁煙しましょうよ！　Ｔを吸ってたら、衰えるばかりなんですから。」（38歳女性　東京都）

先輩からのメール6
「×メール、よく送ってくださいました。ご自分の中でも辛い思いをされたでしょう。でもあえて言いますね。「いつかまたチャレンジしたいと思います」って、次のチャレンジっていつにします？来週？いやもう少し余裕を見て来月に？私はそうして20年ぐらいあっという間に過ぎました。「早くやめよう、やめよう」と思っているうちに赤ちゃんだった子はもう大人になりました。禁煙するのに「いつか」はありませんよ。「今」だけです。そう、禁煙は必ずいつか、しなければならない宿題なのです。さっさと済ませてしまいませんか？」（46歳女性　秋田県）

先輩からのメール7
「簡単ですよ、深呼吸して、水を飲んで、また深呼吸。ガムでもパッチでもなんでもいいんですが、難しいのは、これらのことをしようとしないことです。私の転倒経験からすればですが……私も偉そうなことは言えずフラフラしながら頑張ってます。ほんの少しだけ前を走ってます。見えるでしょう？○報告を待っています。」（50歳男性　北海道）

先輩からのメール8
「私も順調なスタートは切れませんでしたので、お気持ち、痛いほど分かります。でも、今から考えれば、矢の様なロケットスタートであろうと、亀の歩みの周回遅れのスタートであろうと、これからの長い人生の中では、ほんの一瞬の違いさえもありません。禁煙マラソンには体力も気力も精神力も要りません。必要なのは、禁煙への一歩。たった一歩です。たたずんでいるだけでは何も解決しませんから、何か実践してください。私たちも応援しています。」(60歳男性　京都府)

先輩からのメール9
「周囲の人が煙草を買いにいったのについていって買ってしまったときのことを思い出しました。そのときは思考停止状態でした。人間みんな弱いんだと思います。でも、みんなが応援して、手をひっぱってくれるから、弱くても起き上がってもう一度走りだすことができます。応援しています」
(35歳男性　沖縄県)

2日後のメール
「みなさん、ありがとうございました。禁煙15時間です。ニコチンパッチは大きなサイズに変えてもらいました。今日、私がためしてTを意識から追い払った方法は「テレビをつけ、できるだけおもしろい番組を見て笑う」「漫画でも通販雑誌でも、新聞でもとりあえず目についたところを読む」でした。そして喫煙が私の思った以上に、精神的負担となっていたこともわかりました。二世帯で同居している義父母にも、主人にも、来客にも、出会うたび、瞬時に「Tを隠したか、口臭はどうか」と緊張していましたから。今日は、娘と目があった時も、心から笑った顔が出来ました。先輩ADの皆さんも、同期ランナーの皆さんも、ほんとうにありがとう。まるで、昔からの親友の言葉のように嬉しく、励まされています。今、この瞬間でもこの地球上でつながっているのかと思うと、感動します。皆さんと走っていることに感謝します。同期のみなさん、いっしょにゴールイン(禁煙達成)までゆきましょうね。」

> **コメント**
> 　もう禁煙チャレンジを辞めますといわれたときに、医療者の言葉はなかなか届きませんが、同じ経験をした人の言葉は少々厳しくても届きます。みたこともない相手とのつながりが生まれ、暖かさを感じるメールになります。

● 禁煙マラソンにみる禁煙継続のための支援

　2週間～2か月程度で消えることの多いニコチン依存と異なり、社会環境や根強い習慣や記憶がもたらす心理的依存は禁煙開始後も長く残り、再喫煙を促す要因となります。再喫煙はそれ自体がストレスであると同時に、再喫煙からの禁煙には初回より大きな心理的エネルギーが必要になります。ですから短期的な禁煙支援（禁煙開始支援）のみならず、長期禁煙支援（禁煙継続支援）の必要性が指摘されてきました。しかしながらほとんどのプログラムは短期支援に多少の長期支援を加えたものであり、禁煙の継続をひとつの大きな支援の軸とするプログラムは、世界的にも少ないのが現状です。

　禁煙マラソンは生涯にわたる禁煙を支援する超長期支援プログラムですから、再喫煙を防いで禁煙を継続するための仕組みが何重にも提供されています。これにより、禁煙マラソンならではの「楽しみながら禁煙を続ける」ことが実現しています。

● 禁煙マラソンでの禁煙継続のしくみ❶　相談メール

　メールサポートは毎日おこなわれています。支援の実際を提示します。

◉禁煙マラソン事例

Cさん　48歳女性　から相談窓口に送付されたメール

「3か月禁煙してみたものの、期待したような良いことはなんにも起こりませんでした。こんなことなら、吸っているほうがましと思ってしまいます。」
これに対して15分の間に3本、アドからの応援メールが送付されました。

先輩からのメール1
「私もそうでした。禁煙したとたんに、タバコを吸ってしまうほうが良いと思うようなことばかり続きました。でも今では、あの時吸わなくてよかったなあと思います。Cさんもきっとそう思う日がきますよ」（36歳男性　滋賀県）

先輩からのメール2
「私も同じように思って1本吸いました。そしてその結果おこったことは。。そう、後悔です。自己嫌悪というか。吸ってもなんの解決にもならないことを思い知っただけでした。そんな思いはもう二度としたくないので、それ以来タバコは吸っていません。」（50歳男性　静岡県）

先輩からのメール3
「Cさん、よくメールくださいました。それこそ1本だけお化けですよ！このお化け、見つめているとどんどんと増大していって、もう吸うしかないって思わされてしまいます。これがこのお化けの常とう手段です。すぐに体を動かして！すぐにその場を離れて！そうすればこのお化けは消えます。もし消えなかったら寝てしまってください。寝たらお化けも消えます。明日の朝になったら、清々しい気持ちで朝を迎えることができますよ。応援しています」（35歳女性　愛知県）

> **コメント**
> 　禁煙を長年続けていても、吸いたいとの気持ちはいろいろな形をとって表出してきます。それに対しての支援メールには、「同感」に加えて「即時性ある助言」「先の見通し」を記載することです。禁煙マラソンの多くの支援メールが、この3項目を含んでいます。

● 禁煙マラソンでの禁煙継続のしくみ❷ 「連帯感」と「見守られ感」

「見守ってくれている仲間がいる」という温かい実感は、自動応答プログラムでは到底引き出すことができない成果を生んできました。この見守られ感と連帯感は次のメールのようにも表現されます。

「自分には禁煙はできないと思い込んでいたのに、なぜできたのかとても不思議です。禁煙マラソンというきっかけをもらったことと、一人でなくて仲間といっしょ、ということが心に変化を起こしたのだと思います」（33歳女性　徳島県）

●禁煙マラソン事例

> Dさん　34歳女性　小学校教職　埼玉県

「今日は仕事が休み。うれしいと思ったのもつかの間。食卓には主人のタバコが。そして目の前では主人がプカプカ。あ〜吸いたいよ〜。ここらで一本吸っても誰にもわからないと思ってしまいます」

先輩からのメール

「私も禁煙して最初の一か月は夜な夜な現れる一本だけおばけに悩まされました。でも大丈夫、乗り切れます。今夜はもう寝ましょう。温かいミルクティはいかがでしょう。明日になればまったく別のことを考えていますよ」（50歳女性　サンフランシスコ）

翌朝のBさんのメール

「先輩のメールに感激です。他人なのに、夜中なのに、こんなに温かく見守ってもらえる。タバコを吸いたい気持ちが消えて、なるほどこれが禁煙マラソンだと思いました」

> **コメント**
> 禁煙マラソンのメールサポートは24時間途切れることがありません。これはひとつには、禁煙マラソンの参加者が世界中にいて、その人たちが夜中に応援メールを送付するからです。強制ではなく、すべて自発的なボランティアで応援メールが送られています。

● 禁煙マラソンでの禁煙継続のしくみ❸　支援者育成プログラム
（サポートする側がエンパワメントされる仕組み）

禁煙マラソンでは、禁煙開始の早い段階から禁煙支援者育成プログラムを提供して、禁煙支援者を育成します。禁煙開始後2〜3週間からこのプログラムが始まります。

個人差がありますが、禁煙開始後1か月から3か月もすれば、禁煙に慣れてきて禁煙開始時の緊張感が薄らぐと同時に、「ここで1本」の誘惑が頭をもたげてきます。女性の場合には、「吸えないことが寂しくてたまりません」といった反応になることもあります。

この時期の再喫煙要求を乗り切るのには、吸いたくなったときの応急措置（57ページ、禁煙継続のための支援の実際）に加えて、「自分で禁煙のメリットを自覚していること」つまり禁煙してよかったという思いをしっかり持っていることが重要です。

禁煙のメリットの多くは、勝手にみえてくるものではなく、意識してはじめてみえてきます。そのメリットを強く意識できるのが、支援者として応援した相手が禁煙したときです。加えて支援する側になることで自分の喫煙要求を客観視できるようになり、禁煙が質的にバージョンアップします。「自分の支援した仲間が禁煙を続けてくれるのがうれしい」「応援した後輩の手前、自分が吸うわけにはいかない」「ありがとうの言葉を聞くのが楽しい」など、支援者となることで「禁煙を続ける楽しさ」を実感し、それが長期禁煙継続の原動力になっています。この、サポートする側がエンパワメントされるという好循環が禁煙マラソンでの支援者育成プログラムの結果です。

● 禁煙マラソン事例

前出・Dさんは、半年後「禁煙してさびしくてたまらない」と書いてきた後輩に、支援者としてメールを送っています。

「私たちアドバイスする先輩だって、ついこの前まで、全員悩める喫煙者だったのです。でもアドバイスするから自分の禁煙が続くのです。さびしかったらメールを開こう！ メールを送ろう！ 私も家に帰って一人になったとき、今でも吸いたくて胸が苦しくなったりします。でもこうして応援メールを送って、ああ、自分の禁煙が何かの役に立ってるんだなあと実感して、気が付いたら吸いたい気持ちも退散。夜ごとやってきていた一本オバケも、『来るならおいで。もう遊んでやらないからね』という感じです。あなたも必ずこうなれますよ！ どうぞメールを書いて乗り切ってください」

コメント

禁煙支援者育成プログラムでは、禁煙マラソン参加者は早い時期から周囲喫煙者へのよい意味での関心を持ち、支援メールを送付するように励まされます。禁煙マラソンの参加者は自分自身が禁煙にチャレンジしたときに先輩から励ましのメールを受けてそのメールを心に刻んでいますので、支援者側にシフトしてのメール送付にそれほど大きなバリアはありません。加えてメール支援であり顔をあわさないことも、支援者へのシフトを容易にしていると考えられます。

コラム　禁煙マラソンは稀なITコミュニティ

慶応義塾大学の金子郁容教授によると、うまくゆくコミュニティはロール（自発的で自らが活躍できる役割）、ルール（押し付けでない自発的な約束）、ツール（コミュニケーション手段）が適切に提供され、各人への負担が限定され楽しめる形で参加し続けられるコミュニティであり、禁煙マラソンは「真心が通じる稀なITコミュニティ」であると評価されました。実際に禁煙マラソンでは、禁煙開始数年以内の人はアドバイスを送る役割を担い、数年以上経過したメンバーはアドバイスを送り、メンバーを見守り育てる。そしてさらに年余を経て禁煙した実感が過去のものとなった先輩たちは、運営メンバーとしてさまざまな運営業務をボランティアで担当するという役割分担が、自発的に形成されてきました。このような良質なコミュニティが背景にあることが禁煙マラソンの一つの特徴であり、ITでのバーチャルな交流のみならずリアルの交流も盛んです。

禁煙マラソンではサポート提供者の職種は多岐にわたります。医療者が喫煙や禁煙の健康影響や薬物療法についての情報を提供し、非医療者が心理的サポートや行動療法的サポートを主に提供しています。

禁煙マラソンのサポートは、個別支援・集団支援・相互支援・社会的支援（外部支援）・ウェブ支援などさまざまな形態の支援が組み合わされて問題解決型カウンセリングを提供しています。

妊婦への禁煙支援

　女性への禁煙支援の中でも、妊婦や授乳中の女性への禁煙支援はもっとも困難なものの一つです。困難な理由は4つ考えられます。

❶通常は使用できる禁煙補助薬が使用しづらい
　ニコチンパッチは医学的には喫煙よりはニコチンの吸収量は少ないので、国外では妊婦禁煙に用いられることもありますが、日本国内では「禁忌」とされています。バレニクリン（チャンピックス®）は妊婦や授乳中の女性にも有用性が危険性を上回るとの医師の判断のもとに処方されますが、実際に内服する妊婦はきわめて少ないのが実情です。

❷妊婦や授乳婦の禁煙支援を実施する医療機関が少ない
　妊娠中から授乳中にかけての禁煙は、認知行動療法を用いた禁煙補助薬を使用しない禁煙にならざるを得ず、カウンセリングや心理的サポートが重要になりますが、時間やスキルを要することから実施できる医療機関がきわめて少数であり、通院できる人は限定されます。

❸喫煙妊婦は若年層に多い
　エコチル調査によると、妊娠初期において5％の妊婦が「現在も吸っている」と回答しており、年齢別にみると25歳未満の若い妊婦の喫煙率が9％と高いことが明らかになりました。10代の妊婦の喫煙はさらに多いことから、禁煙支援が困難なだけでなくその他にもさまざまな問題を抱えている場合が多いことが推測されます。

❹産後の再喫煙
　出産後の再喫煙はかなりの頻度でみられ、報告によっては30〜80％にも上がると言われています。妊娠中にせっかく下がった喫煙率が、1歳6か月児の母親全体では8％、25歳未満の若い母親では20％に上ります。

妊産婦への禁煙支援の実際

　妊産婦の多くは、妊娠初期に自分で禁煙しますが、禁煙しきれずに喫煙を続けてしまう妊婦がエコチル調査では5％程度存在することが明らかになりました。
　ニコチン代替療法は禁忌とされ、禁煙補助薬のうちバレニクリンが使用可能です。しかし実際には安全性への誤った理解から、バレニクリンの処方を受けても内服せず、喫煙を続行する例も多くみられます。
　妊産婦への禁煙支援においては認知行動療法に基づいて禁煙支援を提供する禁煙マラソンをファーストチョイスとする医療機関もみられます。
　禁煙マラソンマタニティコースの事例を紹介しましょう。

◉禁煙マラソン事例

24歳女性　妊娠が判明して禁煙し禁煙マラソンマタニティコースに登録した。出産して自宅に戻った日のメール。

「自宅に戻るなり、吸いたくて吸いたくて、赤ちゃん置いたままあっちを探し、こっちを探して部屋の中をうろうろ……いったいどうなったのという感じ。あ〜吸いたい。赤ちゃん置いて買いに行ってしまいそう」

これに対しての、出産した先輩ママからのメール（28歳　大阪府）

「わかる、わかるよ、その気持ち。私も産院から戻るなり、机の上に登ってうんと背伸びして、天井裏に隠してあったタバコを取り出して吸いました。横に置いたベビーに「ごめんね」と言いながら。今でもそのことを思い出すと、子どもに申し訳なくて涙が出ます。さいわいにも子どもは異常もなくそだっているけど、やっぱりこんなことしちゃダメ。さんざん後悔します。あなたにも後悔してほしくない。ここは頑張りどころなんだから、あかちゃんのことに専念して、おっぱいあげて、いっしょに寝てしまいましょう（すぐにまた泣いて、寝るどころではなくなるでしょうけど）」

第4章

現場から学ぶ
たばこ対策のピットフォール
（落とし穴）
～「成功例」「失敗例」に学ぶ効果的な喫煙対策

この章では、実際にたばこ対策を推進するにあたってのさまざまな注意点を、たばこ対策事業の段階ごとに、たばこ対策担当者の「現場の声」をもとに説明しています。筆者からのコメントや、同じ状況でうまくいった事例も入れていますので、たばこ対策の実際を見て自分の職場にあわせた「うまくいくたばこ対策」の構築に役立ててください。

企画段階でのピットフォール

◉トップ対策

現場の声　上司が喫煙者で、たばこ対策を言い出せない

　上司は女性で、しかも喫煙者。トップは非喫煙者ですので、たばこ対策を推進することに前向きなような発言もあるようですが、なにしろ直属の上司からトップの真下までがずっと喫煙者です。言い出したらとんでもないことになりそうだと萎縮しています。

現場の声　成功例　思い切って提案してよかった

　トップも上司も喫煙者でした。ダメもとで上司にたばこ対策をと切り出したところ、驚いたことに「よし、やろう」と言い始め、役員クラスへの説明を引き受けてくれました。喫煙者だからと諦めないでよかったと思いました。

現場の声　成功例　今や禁煙推進者

　女性の喫煙者が多い職場です。昼休みなどに化粧直しに使う従業員用のパウダールームが喫煙ルームになっているとのことで、閉鎖を申し入れましたが担当者は喫煙者で、最初は「余計なことはするな」と言われてしまったのですが、受動喫煙の有害性や、もし妊娠した従業員がいる場合には問題になりかねないことを繰り返し伝えているうちに閉鎖されました。そして禁煙チャレンジ、3か月禁煙したというのです。エレベーターで出会ったときに「すごいですね」と声をかけると、「あれだけ受動喫煙の害を毎回いわれてたんではなあ」と苦笑いしていました。強硬なことを言っていたのですが、本当は禁煙したかったのでしょうね。今や禁煙推進のよき理解者です。

コメント

　トップや上司に対しては「正攻法」が一番です。つまり知識による意識改革です。たいていのトップは、きちんと知識を提供すると理解します。

　トップの説得に有効なものは、健康面よりも生産性・労災と喫煙の関連や、受動喫煙による訴訟リスクなどです。たばこ対策が不十分だったために受動喫煙を生じた場合の影響について、健康面と作業能率面、訴訟のリスクの面から説明しましょう。妊娠可能年齢の女性を雇用しているなら、受動喫煙の妊娠出産への影響もあわせて説明するといいでしょう。

　自社データは強い説得力を持ちます。トップの心に何が響くのかを考えて、自社のいくつかのデータを見せるのはとても有効です。

　上司やトップ、保健事業の担当者に喫煙者が混在している場合は、ふたつの対応方法があります。ひとつの方法は、その喫煙者が自分の業務だと割り切ってたばこ対策をすすめることができるように業務への理解を求めることです。「あなたの喫煙はともかく、業務ですから進めてください」ということです。

　社員の健康管理についてきちんと理解しているトップや上司は、自分の喫煙禁煙と関係なくたばこ対策をすすめることができます。喫煙者だから理解できないと決めつけたり、遠慮したりすることなく、さまざまなデータを示して説明して粛々と同意を得るようにします。

　もうひとつは、業務への理解を求めるともに、禁煙の知識を知ってもらい、禁煙に前向きな気持ちを持ってもらうことです。これは前述の方法の結果として出てくることが多いことで、最初から期待できないかもしれません。しかし喫煙者は無限の可能性を秘めた人ですから、喫煙者から非喫煙者にかわると、強力な味方になってくれることが多いものです。

　なかには禁煙と聞くなり嫌な顔を露骨にする上司やトップもいます。正攻法での説得を試みますが、どうにも無理なこともあります。そうした時には、最初の方法すなわち、その人たちの喫煙と社員の喫煙は別問題という姿勢をとります。例外扱い(ダブルスタンダード)にならざるをえませんが、短期間でたばこ対策を推進することが可能になります。

　たとえば、市庁舎を敷地内禁煙にする際に、議会はしばらく喫煙可とするといった妥協案です。他の場所の受動喫煙防止が実施しやすくなることと、今はダブルスタンダードとしていても、他の場所の禁煙が定着してくるにしたがって例外的な扱いを受ける場所に対しての内外の目が厳しくなってきて、いずれは同一のスタンダードで対応できるようになります。前述のように議会に例外措置を認めた市庁舎でも、順に議会をふくむ禁煙にむかってゆきます。

　一般社員の受動喫煙をまず防止し、ついで時期をみて役員にも同一ルールを適用するといった段階的実施はベストの方法ではありませんが、無用の抵抗をさけて、着実にたばこ対策をすすめるための知恵と言えるかもしれません。

●女性むけの禁煙講座

現場の声 まずは男性と言われてしまった

当健保の女性の喫煙率は日本人女性の喫煙率よりかなり高いため、女性喫煙者を対象とした禁煙講座を提案しました。お肌チェックで集めて禁煙の話もするという目論見で提案したのですが、まずは男性と言われてしまいました。男性喫煙者むけの講演会には女性の喫煙者は一人も来ませんでした。

現場の声 参加者がいない

よし、今年は女性だと意気込んで、女性むけ禁煙教室を企画しました。ニコチンガムを無料で配って、肺年齢もチェックして、女性が喜ぶグッズもお土産につけて、としたのですが、参加者ゼロ。あんなに大勢吸っているのに。がっかりして中止しました。女性むけの禁煙教室は無理なのでしょうか。うまくできた方法や事例があったら教えてください。

現場の声 成功例 女性の健康セミナー

「女性の健康セミナー」という名前で、必ず禁煙のことを入れるセミナーを開催しています。配偶者健診の案内にセミナーの案内をいれて配布しました。双子の写真(片方は喫煙者)と、「女性は男性より喫煙やアルコールの影響を受けにくい(回答×)」など、ちょっと気になる質問もちらしに入れました。おかげで予定したより多く(10人)集まって、5人が薬局パッチで禁煙を始めるというので応援しています。双子の写真はインパクトがありますね。

現場の声 成功例 美容系

以前に「肌年齢チェック」機を健保でトライアル設置したところ、女性に大変人気がありました。双子の女性の写真もインパクトがあり、"肌から入る"のが女性にはよいのではと思います。

現場の声 成功例 子宮がん検診

子宮頸がんはたばこと関連があるとのことですので、子宮がん検診の案内の際に、喫煙／受動喫煙と子宮頸がんの関連性(喫煙者はかかりやすい)の情報、そして禁煙マラソンの登録方法を一緒に送付するようにしました。子宮頸がんときくと、たいていの人はウイルスと思うのですが、想定外の禁煙のよびかけにも反応があり、よかったんじゃないでしょうか。

現場の声 成功例

2015年度に禁煙に成功したら賞品をプレゼントする企画をしたら、女性の禁煙チャレンジャーが増えました。個人的なことなのに会社が応援してくれるなんて嬉しいです、という気持ちになったと感謝のお電話を頂戴しました。

コメント

女性喫煙者は、男性喫煙者といっしょに募集しても名乗りでてくれません。講演会や講習会にも来ないのがふつうです。
女性の喫煙者を集める場合の注意点です。
1) 講演会のネーミングは練りに練ること。「女性の健康講座：禁煙であなたのお肌は5年若返る！ 気になるお肌チェック無料実施中」など思い切ったネーミングも必要かもしれません。
2) 現在日本人女性の喫煙率のピークは40歳代です。自社の喫煙者の年齢構成を調べて、年齢層のターゲットを絞って、キャッチやテイクアウトを考えましょう。若い女性の喫煙が多いと漠然と思っていたら、50代がもっとも多かったといった健保もあります。
3) 女性の喫煙者は大規模に集める企画には来ません。個人対個人で相談に乗ってもらうほうが嬉しいと感じる女性喫煙者が多いことにかんがみ、講演会のほかにも多様な媒体で知識を提供し、個別に声をかける方が効率がよかったとは、禁煙支援プログラムを実施した健保さんからの報告です。

●かくれ喫煙者

現場の声　シュレッダーゆき

　女性の場合は、家族にも内緒というケースもあり、男性と同じ企画ではダメなのかなあと思います。先日も禁煙1か月チャレンジの達成表彰状を渡したらすぐに「困ります、これシュレッダーゆきです」といわれました。確かにそうです。こんなもの持っているところを人にみられたら、ですね。夫にみつかると離婚になるとまで仰っていました。

現場の声　成功例　かくれ喫煙者対策

　女性の喫煙者はかくれ喫煙が多く、周囲に内緒で吸っている人が多くてサポーターがみつけにくいという印象があります。

> **コメント**
> 　女性への禁煙企画は、「個別に受けることができる」「内密で受けることができる」が条件です。
> 　女性の喫煙は、かくれ喫煙をするタイプ（女性型喫煙）と、人前で堂々と喫煙するタイプ（男性型喫煙）にわかれます。男性型喫煙は、見知らぬ人の前でも喫煙し、本数も比較的多いのですが、男性の場合と同様のふつうの禁煙企画や禁煙支援で禁煙してゆく場合が多くみられ、ある意味で対応しやすいですが、困難なのは女性型喫煙のほうです。かくれ喫煙をしている女性は、人に知られないことが本人にとってたいへんに重要なことですから、男性の禁煙キャンペーンで使う「表彰状」「サポーター」といった企画は逆に参加意欲を減弱させてしまいます。

●調査段階でのピットフォール

現場の声　トップシークレット

　「喫煙しています」とオープンにしていない人が多くいるようにも感じます。勤務中は吸わないのだから、ばれません。なかでも1日1本～2本、0本の時もあるという女性は、喫煙者の認識がないように感じています。そして健診の問診でも「喫煙」とは答えません。尋ねると睨まれました。まるでトップシークレットの扱いです。

現場の声　回答拒否

　健診の際に喫煙を尋ねる項目がありますが、白紙回答するのはほとんどが女性ですね。健保で女性の喫煙率を毎年だしていますが、ほんとうはもっと喫煙者がいると思うのですが、正確なところはわかりません。

現場の声　社内の喫煙所にはいないけど

　喫煙率を調べることを提案したときに、社内で次のような意見が出ました。
① 社内の喫煙所でたばこを吸っている女性をみることはまず無い。しかし喫煙者の女性はかなりいるらしい。
② 若い女性は、たばこを吸っていることを隠している場合が多く、健診の問診票にも吸ってないことになっている。そしてたばこ臭を消すことに細心の注意を払っている。
③ 吸わない女性は、吸わない男性よりもたばこを敵視してクレームをつけることが多い。

> **コメント**
> 　女性の喫煙率が、報告されているよりも実際には多いということは、日本では多くみられます。喫煙していることを隠したいとの心理が働くこともありますが、少ない本数しか吸っていないのだから自分は非喫煙だと思っている場合もあります。
> 　問診票が「喫煙」「禁煙」だけの場合は、「喫煙」の横に1日（　）本と書く項目を付け加えることで、この状態が改善されます。さらには、「少ない本数でも正確にお書きください」と入れるとよいでしょう。
> 　電子たばこや加熱式たばこでも同様のことがみられます。これらもたばこなのですが、用いている本人はこれらがたばこではないと信じている場合があり「禁煙」を選びがちです。
> 　職場によっては、喫煙・禁煙の横や余白に、「電子たばこやアイコスなどの加熱式たばこも、たばこに含まれます」と記載することで、正確な現状把握を試みている健保もあります。

●個人への禁煙支援でのピットフォール

現場の声 女性の岩盤層はますます硬い

　吸っている女性はみんな岩盤層と言ってもいいかもしれません。男性の場合には、禁煙できる人は禁煙してしまい、絶対に禁煙しないという岩盤層のような意固地な人たちが残ってしまっているといっても、まだ聞く耳をもっています。それにくらべて女性は「やめるメリットが、そんなくらいしかないのだったらもういい」「前に禁煙したけどいいことはなかった」と簡単にはじき返されてしまいます。

コメント

　女性の岩盤層は男性の岩盤層以上に頑固だといわれますが、それもそのはず、女性の喫煙をあまりよしとしない社会の中で、喫煙を続けていること自体が、すでに強いやめにくさを示しています。ですから女性の喫煙者はみんな岩盤層といってもよいと思います。

　岩盤層の人たちの特徴は、喫煙のための理由をはっきりと持っていることです。その多くは、体験に基づいた信念のようなもので、非喫煙者が説得しにくいような理由です。

　たとえば「前に禁煙したけど、いいことはなかった」というのは、前の禁煙のときに起こってくるプラスの変化に目をむけなかっただけのことかもしれません。でもそれがすべてだと思い込んでしまうのも、ニコチン依存による偏狭さです。「やめるメリットが、そんなくらいしかないのだったらもういい」というのも、禁煙には無限の可能性があると知らない人の言葉です。自分に起こるかもしれない新たな可能性を認めようとしない偏狭さです。

　さて、では、こうした岩盤層の女性喫煙者が禁煙するには、何があればよいでしょうか。

　それは、男性の岩盤層に対するのと同じです。岩盤層には、「何度も禁煙を試みたがうまくいかなくて仕方なく喫煙を続けている。もうこれ以上禁煙で傷つきたくない」人たちと、「ニコチンの依存性薬物としての薬効から離れられなくなった」人たちが含まれています。

　前者には現在の禁煙治療について、詳しく知識提供してください。他の禁煙経験者の体験談なども役立ちます。禁煙を練習と考えると、練習を重ねるほど次は上手にできるのだからと、次回の禁煙チャレンジを促してください。禁煙マラソンでは、今は禁煙して助言する立場になっている先輩たちも、その多くが「岩盤層」でした。ですからこうした場合、厳しく、あるいは優しく言葉をかけて禁煙動機を高めてください。一番効果的な言葉は、「私もそうでした。そう思っていました。でも禁煙したら、まったく違う世界が見えてきますよ。そしてたばこを吸っていたときにはこんなこと考えていたなんて今になってみると笑止千万です」との言葉です。これによって喫煙者は、自分の偏狭さに気づきます。これは医療者が言うと反発を受ける言葉ですが、経験した先輩が語るときには力を持ちます。ですから岩盤層の女性たちには、ぜひ禁煙マラソンのように双方向性を有する長期支援プログラムに登録するようにお伝えください。

　後者の場合は少々やっかいです。人間の理性の範囲を超えた依存性薬物の快感を知っているわけですから、ドラッグなど他の依存性薬物からの離脱と同様に強制力が必要であり、長期の禁煙支援に加えて喫煙できない環境づくりが効果的です。

現場の声　超つわもの

　妊婦にたばこはよくないといわれながらも吸っていて、子供は元気に育って大きくなったというママさん達は超つわものです。妊娠中は医療者から脅されて罪悪感を感じつつ吸っていたけど、それから10数年、おなかにいた子どもたちはすっかり元気。あの罪悪感、なんだったんだろうって、それはもう、大きな自信をもって吸っています。何をいっても、聞き入れてもらえません。

> **コメント**
>
> 　人間は、狭い自分の人生の中で、成功体験にしがみつきます。その成功がいつまでも続くように思いがちです。しかし現実には成功体験はそのとき一度限りのものであり、永続性はありません。
>
> 　妊娠中に喫煙していても、すべての妊婦に出産時の異常が出現するのではありませんが、確実に危険が高まっている中を、運よく無事に済んだのだというのが医学的に正しい考え方です。つまりラッキーだったのです。そのラッキーが生涯つづくかどうかは、誰にもわかりませんが、はっきりしていることは、妊娠中のラッキーとこれから先の（肺がんにならずにすむなど）ラッキーは、別物だということです。

現場の声　一人暮らし

　女性に限ったことではないのかもしれませんが、一人暮らしの独身女性はなかなか禁煙しませんね。特定健診の事後指導で、たばこの有害性をいろいろと説明したのですが、「いや、もうこれでいいんです。私ひとりなんで、誰にも迷惑かけないし、誰もこまらないんで」と言われてしまいました。健康観の違いかなと思いつつも、良い声掛けがありましたら教えていただきたいです。

> **コメント**
>
> 　応援してくれる人の存在は禁煙の試行率と成功率を上げます。家族という応援を持ちにくい独居者の禁煙の試行率と成功率が低いことは世界中に共通した傾向です。
>
> 　禁煙をすすめても同意しない喫煙者への対応方法は、本著の75～77ページに掲載しています。穏やかに話ができる状況にあるなら5Rを、それが困難な状況なら4A+Aを5Rの前に用いるという方法です。
>
> 　つまり、禁煙のメリットと禁煙方法を伝える、喫煙のリスクや受動喫煙について伝える、そしてもし穏やかに話ができる状況でなく感情的な雰囲気になっていたら、4A+Aの手法で「一人暮らしなので誰にも迷惑かけないとお考えなのですね。お聞かせくださってありがとうございます。」などと承認（言われた言葉の繰り返し）と感謝（ありがとうございます）を述べたあとに、質問（ところで朝起きて何分で喫煙しておられますか）を発します。その回答が何分であっても、禁煙の薬物療法を勧める（そういう人にこそ、今の禁煙の薬が効きます）という手法で、相手とのラポールを作り出して5Rが話せる場にもってゆきます。
>
> 　このような理論的な説明が必ずしも通用するとは限らないのが女性への説明です。もうひとつの奥の手は、同様の状態の中でたばこを吸っていたが禁煙した禁煙の先輩の人たちの言葉を紹介することです。
>
> 　下記は、一人暮らしの技術職（専門職）の女性が40歳で禁煙マラソン（ITプログラム）に参加して禁煙して10年後に送付してきたメール文です。
>
> 　「禁煙をすすめられてもいつも、一人暮らしなんだから誰にも迷惑かけないと反論して、ずっとたばこを吸っていました。でも禁煙しなければと思わないわけではありません。反論して相手が黙るのが快感でしたが、心の中ではやっぱり禁煙したかった。でもそれをほかの人から言われると、なんだかみじめで嫌だったんだと思います。禁煙マラソンのことを知ったとき、誰にも知られずに禁煙できるし、メールで応援がもらえるこの方法は私にぴったりだと思って即、申し込みました。それから10年、禁煙してよかったと思うことの連続でした。そもそもが一人暮らしなんです。病気になったら自分でなんとかするしかない。たばこを吸って病気を増やすわけにゆかないんです。ですから一人暮らしの人こそ禁煙しておかなきゃいけない。そんな単純なことにも、禁煙マラソンで禁煙してから気づきました」
>
> 　医療者の言葉よりも説得力があるのが、こうした「禁煙の先輩の言葉」ですから、こうした事例を紹介するのも効果的な方法です。

現場の声　唯一の楽しみ

きついお客様の対応のあとなど、一服するのが唯一の楽しみなんです、という女性の喫煙者には、なんと答えたらいいのかわかりません。唯一の楽しみであるたばこを禁止するのもかわいそうという気がします。

コメント

「これが唯一の楽しみだからやめられない」との言葉は、あらゆる年代の喫煙者が共通して発する言葉です。依存性薬物の特徴は、「それしか楽しみがない」と思わせてしまうことにあります。たばこをやめられずに学校の先生から紹介されて私のところに来訪した人が依存性から脱却（禁煙）すると、他の楽しみがいっぱいあることに気づくものです。「締め上げるみたいでかわいそう」ではなく、たばこしか楽しみがないような人生を続けさせているほうがかわいそうとの考え方もあります。休憩時間に喫煙するしかない体制をつくってきたことにも問題があると思われますので、喫煙場所の制限だけでなく禁煙支援もしっかりと提供ください。なお、たばこがなくてリラックスできるのは人間の本来の姿であり、喫煙者になってしまったからたばこなしでリラックスできなくなった（喫煙という非常に手軽にリラックスできる方法に頼ってしまい、他のリラックス法を習得しなかった）というのが真相です。

現場の声　ストレス解消方法

禁煙を勧めても、「他にストレス解消方法がない」という中年女性が多くいて、そういった方に限って、重症の生活習慣病であったり、イベント発症者（脳卒中や心筋梗塞）だったりして、手ごわいです。

コメント

ストレスは喫煙非喫煙にかかわらず降りかかってきますが、喫煙はとても安易にストレスを解消してしまう方法です。ですから喫煙者はストレスに遭遇したときに、その安易な方法が利用できなくなっていることにストレスを感じます。

ストレス対処方法は自分で習得するものですが、多く利用されているのが(1)飲み物(2)香り(3)からだを動かすの3つの方法です。ぜひさまざまな方法を試して自分にあったストレス対処方法を身に着けることができるように励ましてください。

ITサポートプログラムの禁煙マラソンにも、「ストレス解消方法がない」「ストレスになるくらいなら吸ったほうがましと思って吸いました」などの相談が寄せられます。禁煙マラソンで参加者に助言する先輩たちの多くが、ストレス解消方法がないとの不安の中で禁煙していった人たちですから、的確な助言を受け取ることができます。先輩のメールの一つを紹介しますので、参考にしてください。

「私も最初に禁煙にチャレンジしたときには、ストレスになるくらいだったら吸ったほうがましと思って、チャレンジ3日目にもう吸っていました。禁煙したらストレスが来るのが当たり前と思っていましたから、禁煙マラソンに参加して送られてくる先輩のメールの明るさに驚きました。みなさん、ストレスがきても、それを楽しみながら乗り切っていっている。驚きでした。もっと暗くて、もっとストレスフルな人生が前に待ち受けていると思っていましたから。それから10年、私も今では先輩の仲間入りしています。一番よかったのは禁煙マラソンで禁煙を楽しむことを学んだことだと思っています。ストレスの対処方法はいろいろとありますが、自分にどれがあうのかなと、試す楽しみができました。きょうはハーブティー、きょうは運動、いろいろ試すうちに、自分にあったストレス対処方法が必ず見つかります。私の場合は、部屋から出て歩くことがあっていたみたいです。歩数計も買いました。きっとあなたにもみつかりますから、いろいろと試してみてください。そしてまた、それを報告してくださいね。楽しみにお待ちしています」
（58歳女性　東京都　会社員）

> **現場の声** 太るから嫌！

　女性に禁煙をすすめると「禁煙すると太るから嫌！」との即答が。これがけっこう多く返答に困ります。また保健指導の際に、痩せるために吸っているという声をよく耳にするようです（これは女性に限らず男性にも当てはまることですが）。こんなに努力して体重を落としているのに、今体重を増やしたくないと言われてしまうと、食事療法を応援している立場としては禁煙と言いにくいです。

コメント

　禁煙しての体重増加は、2kg以内ですと俗にいう「しわのばし」として健康的に働きます。女性の喫煙者の中には「1グラムも増やしたくない」という人もいますが、そこまで体重に固執するよりも健康的になることに目をむけることが大切です。

　2kg以上の体重増加を避けるには、禁煙の薬物療法をしっかり使うことと、口寂しさへの対応、そして運動を加えるなどの工夫が有効です。禁煙しての味覚の変化で、食事がおいしいと感じることが多くなりますが、同時に薄い味付けに慣れるチャンスでもありますから、野菜を多食しての食事療法も併用して禁煙をすすめてください。

> **現場の声** 心理面のフォローが必要

　当健保も女性の喫煙率が高くて、喫煙率がまったく下がりません。男性と比べて女性の禁煙達成率が低いのは、生活の中で起こる不安や苛立ちを何かに依存して解消する傾向が強いからでしょうか。物悲しい気持ちになったときに吸ってしまうと言われても、こちらも困ります。男性と同じかかわり方では限界があり、心理面からのフォロー（カウンセリング）が必要だと感じています。

コメント

　女性の禁煙の成功には、心理面のフォローが必要な場合が多くみられます。幸いにも女性は言語的コミュニケーションに優れていますので、周囲からの言語的サポート（言葉かけ）によって良い状況を作り出してゆけます。

　ITサポートプログラムの禁煙マラソンは言語的サポートの場です。禁煙マラソンでは禁煙に関する知識のほか、相談を寄せることができる相談窓口や、状況報告に対してのアドバイスや励ましを受け取ることができる窓口が提供されます。そこには女性の先輩たちが大勢登録していて、自分の経験を活かしながら助言や励ましを送ってくれています。健保のスタッフで対応できないと感じる女性の禁煙は、そうしたプログラムに任せて、健保スタッフはプログラムの紹介をするとの役割分担もひとつの方法です。

　下記は、禁煙マラソンに参加して禁煙した28歳の女性の、禁煙して1年後のメールです。女性喫煙者特有の「もの悲しさ、寂しさ」を禁煙マラソンのプログラムの中で客観視することや対処方法をみつけてゆくことが助言されています。

　「●●さん、禁煙したら寂しくなるという気持ち、とてもよくわかります。私もそうでした。禁煙する前から、禁煙しなければと思うだけで悲しくなって、寂しくてますます吸ってしまうということを繰り返していました。でも禁煙マラソンの禁煙は違いました。仲間や先輩がいます。一人での禁煙じゃありません。寂しいとメールしたときに、すぐに「私もそうでした、でもそれは軽減してゆきますよ。1年もすれば、そんなことを考えてたなあと懐かしい思い出として思い出すことになります」とのメールをもらって、じゃもうちょっと禁煙を続けようと思いました。1年たった今も、ふと当時の寂しさやもの悲しさがよみがえってくることもあります。でも今ではこれも1本だけお化け（ニコチンの記憶）のひとつの姿だとわかっていますので、ほかのことをしているうちに退散してゆきます。「また来たね、でももう遊んでやらないよ」という感じです。●●さん、これからももの悲しい気分になったらメールしてください。そして返答のメールをお待ちください。温めたミルクを飲むのもひとつの方法ですから試してくださいね」（44歳女性　埼玉県）

手ごわい喫煙者への対応

● 喫煙者心理を読み解く

◉喫煙者が禁煙に同意しづらい理由〜「依存性」と「メンツ」

　普段はいい人なのに、禁煙の話になったとたんに豹変してしまう人は珍しくありません。「やめたい、でもやめたくない」という相反する喫煙者心理をまず理解しましょう。キーワードは「依存性」と「メンツ」です。

- 依存性

　ニコチンでも違法ドラッグでも共通したことですが、強い依存性を獲得してしまった人は本能の部分で、依存性薬物を使い続けることができる状況を守ろうとします。また自分が薬物依存者であるということを認めたくなくて、頑強に「癖だ、習慣だ」と言い張る場合もあります。（ニコチン依存の強さを知る質問については45ページ参照）女性の場合にはとくに、少ない本数であってもニコチン依存が強いために禁煙に反発する人たちがいます。

- メンツ（防御反応）

　人はできないことを求められたり、いわれたくないことをいわれたりすると防御反応が出ます。「禁煙はできない、無理」と信じ込んでいる人に禁煙を求めると、防御反応が出るのは当然です。

● 禁煙するといわない喫煙者への対応

　素直に禁煙に同意しない喫煙者への対応としては、米国の禁煙ガイドラインに掲載されている5Rが用いられています。

◉禁煙に同意しない喫煙者の禁煙動機を高める5つの働きかけ

Relevance	関連性	できるだけ相手に特化した形で喫煙の危険性を知らせる
Risks	リスク	喫煙のマイナス面（リスク）を知らせる
Rewards	報酬	禁煙したときのメリット（報酬として得られるもの）を知らせる
Roadblocks	妨害物	禁煙するときに妨げとなるものを取り除くように働きかける（禁煙方法など）
Repetition	くりかえし	クリニックに来訪するたびに動機付けをおこなう

(Treating Tobacco Use and Dependence: 2008 Updateより)

　これに従って話をすることは、おおいに助けになりますが、このとおりの順で話をすすめようとすると、最初の「関連性」次の「リスク」の付近で挫折しがちです。「もういい」「わかってる」といった反応に出会うこともあります。

　多くの場合は、この順ではなく、報酬や妨害物の除去から伝えるほうが日本人には適します。

　5Rは、相手が冷静に聞いている場合にこそ、真価を発揮します。相手が聞く耳をもたない状況で使っても相手に伝わらないばかりか、不愉快な思いをすることにもなりがちです。

　次に述べる4A+Aは、相手が冷静でなく、聞く姿勢を持たない場合にも役立ちます。

● 喫煙者心理に基づく禁煙の声掛け法（4A+A）

　4A+Aは、著者の20年におよぶ禁煙支援経験から得られた、喫煙者心理にもとづく「手ごわい喫煙者への禁煙の声掛け法」です。簡単な手法ですが、喫煙者のメンツも支援者の意欲も保たれ、良い関係を構築しつつ禁煙意欲を高めることにつながります。なお4A+Aは「簡単禁煙動機付け法」とも呼び、手ごわい喫煙者だけでなく禁煙外来や禁煙教室など、禁煙支援のすべての場で共通して使える手法です。

> ### ● 4A+Aとは
> 　4A+Aとは、Accept Admire Ask Advice Arrangeの5つの頭文字をつないだものです。日本語では「受け止める（くりかえす） - 褒める - 尋ねる - 伝える - 次につなぐ」となります。
>
> 1. **A**ccept　受け止める（くりかえす）。「○○なのですね」
>
> 2. **A**dmire　褒める。「よく話してくださいました」　ここまでの段階で心の壁を取り払います。
>
> 3. **A**sk　尋ねる。「起床後何分で吸いたくなりますか？」　ニコチン依存の程度を知って禁煙補助薬の効き目を予測します。
>
> 4. **A**dvice　伝える。「禁煙のクスリの効き方」や「禁煙メリット」が良く使われます。
>
> ＋
> 5. **A**rrange　次につなぐ。「その気になったらいつでも相談ください」　人はすぐには変われませんから、笑顔で次につなぎます。

　最初の4つのAは必ず実施します。最後のAは軽く付け加えるつもりで笑顔で行うのがコツです。喫煙者に声をかけたら予期せぬ厳しい言葉が返ってきた、という場合に最も功を奏しますが、通常の禁煙の声掛けにも役立ちます。

● 4A＋Aの使用実例❶

　事後指導の場で面談者が喫煙者だと知った後藤さんは、さっそく「周囲から禁煙するようにと言われておられませんか」と水を向けてみました。
　ところが面談者Kさんは「やめるほうがよいとわかっているが今はストレスがあって禁煙する気にならないんで、本数減らすようにしている」との返事です。

後藤さん　「なるほど、本数を減らしておられるんですね(Accept)。さすがKさん、努力くださっているのですね(Admire)。ところで減らすのはうまくいっていますか？(Ask)」

Ｋ　さ　ん　「20本だったのが10本になっています。これ以上は減らす気にならないですね」

後藤さん　「20本が10本になったとは、すばらしいですね。ところでKさん、ご自宅ではどこで吸っておられますか？(Ask)」

Ｋ　さ　ん　「ベランダです。家の中では子どももいるので吸わないようにしています」

後藤さん　「家の中で吸わないようにしておられる。子どもさん思いですね。ただ残念ながらベランダで吸っても家の中に有害物質は持ち込んでしまうのですよ(Advice)」

Ｋ　さ　ん　「ほんとうですか！」

後藤さん　「ええ、子どもさんのためにも、禁煙をお考えください。受動喫煙が防げますし、ご家族にも喜ばれますよ(Advice)」

Ｋ　さ　ん　「なるほど、考えてみます」

後藤さん　「社員専用ホームページに禁煙の話のコーナーがありますので見てくださいね。禁煙サポートプログラムもあります(Arrange)」

Ｋ　さ　ん　「わかりました」

●4A＋Aの使用実例❷

　女性むけ禁煙企画を始めることになり、水野さんは廊下で出会ったIさん（以前から喫煙者）を廊下の端に呼んで声をかけました。

　水野さん「こんど女性むけの禁煙教室するんですけど。参加者にはとっても素敵なプレゼントが出るんですよ、いらっしゃいませんか」
　I　さん「え？　私が？　なんで？」
　水野さん「前に喫茶店で吸っておられるの、みかけたものですから。お得ですよ」
　I　さん「あ、いえ、いいです。私、人に迷惑かけないようにちゃんとやってますから」
　水野さん「そうですか、迷惑かけないようにしておられるんですね(Accept)。配慮なさってるんですねえ(Admire)」
　I　さん「ええ、それに本数だって、吸わない日もあるんですよ、だから禁煙って別の人さそってください」
　水野さん「なるほど、少ない本数ってことですね。だから禁煙にあてはまらないと思われたのですね(Accept)。お話しくださってありがとうございます(Admire)。ところでさん、朝起きてどれくらいでたばこ吸いますか？(Ask)」
　I　さん「すぐですけど」
　水野さん「そうですか、そういう人はなかなか禁煙しづらかったと思いますが、いかがでしたか？」
　I　さん「そうですね。無理ですね」
　水野さん「そういう人にこそ、今の禁煙の薬は効くのですよ(Advice)」
　I　さん「効くって、あの、貼り薬ですか？」
　水野さん「貼り薬も飲み薬もあります。ちょっとゆっくり説明しましょうね。明日の昼休みにきていただいてもいいですか？(Arrange)」

●4A＋Aのポイント

　４A＋Aは相手の心のバリアを取り除き、相談しやすい関係をつくる方法です。
　上で用いたのは、「家のどこで吸っていますか」「朝おきて何分でたばこがほしくなりますか／吸っていますか」という、４A＋Aのキークエスチョンです。
　いずれも、日常的に遭遇しにくい質問ですので、喫煙者は安心して回答してくれます。
　そしてその意外性が、心の安堵感を生みます。キークエスチョンに続けて使うAdviceの付近で、場の雰囲気があきらかにかわって相手が聞く耳を持ったことに気づきます。いろいろな話ができる場になります。

●4A＋Aのバリエーション

　「尋ねる」に利用される質問には上記のほかに、「ご家族はどうおっしゃっていますか」（家族の協力の有無を知る⇒家族への受動喫煙を防止する方法の助言につなぐ）も使われます。

●4A＋Aは生活支援全般に応用できる

　4A＋Aが役立つのは、相手が同じ土俵に乗っていない（聞く耳をもたない）場合だけではなく、さまざまな生活支援の場で役立ちます。ぜひいろいろと使ってみてください。

おわりに

　禁煙は、方法さえ間違えなければ楽しい作業になります。「こんな楽しい禁煙を、やめる気がしません」「喫煙者だったからこそこんな楽しい禁煙が経験できる。喫煙者だったことを感謝したいくらいです」など、禁煙マラソンでは禁煙を楽しみながら続けている人たちのメールが多数いきかいます。ところが一方で、「禁煙なんてこりごり」といった楽しくない禁煙をしてしまう人もいます。

　この違いは、ポイントを知っているかどうかです。禁煙を楽しくするポイントは2つです。1つ目は、禁煙のメリットを毎日確認する習慣をつけること、もう1つは、「自分の禁煙」という小さい目標を超える大きな目標を設定して邁進することです。例えば禁煙マラソンでは大きな目標として「他の人の禁煙を応援する」ことをプログラムに組み込んでいますが、他の人の禁煙を応援することで禁煙が続きやすくなりますし、応援している人からの感謝の言葉が「禁煙しておいてよかった」との喜びにつながるというプラスの連鎖が生まれます。つまり、ほんのちょっとしたポイントを知っていることで大きな違いが出てきます。

　実はこれは、たばこ対策担当者にもあてはまることです。たばこ対策担当者としての仕事を楽しくするには、たばこ対策担当になってよかったことに目をやることと、大きな目標を持つことです。困難を乗り越えて前に進むことができた喜びや禁煙した人からの喜びの声が、みなさまのパワーの源となります。つまり、たばこ対策に関わることは人生のバージョンアップにつながるチャンスです。

　しかしそのためには足元をすくわれないことも大事で、そのための実地に即したノウハウがわかる本にしたつもりです。豊富な事例や現場の声や貴重なデータに加え、「現状分析チェックシート」の掲載を許可くださいました、「一般社団法人 保険者機能を推進する会 たばこ対策研究会」のみなさまに、深く感謝申し上げます。明るく着実にたばこ対策に取り組んでこられた会のみなさまの姿は、この本のロールモデルであり、会のみなさまの「職場でのたばこ対策を広めたい」と言う熱い思いがこの本に結実しました。さらに、この本ができたのは、東京法規出版の聴涛真悠子さんの並々ならぬ熱意のおかげです。深く感謝しています。

　この本が、たばこ対策に関わるみなさまの指針となり、いつの日か「たばこ対策担当になってよかった」と言っていただけることを願っています。

高橋　裕子

執　筆

高橋　裕子　　京都大学大学院医学研究科　健康情報学教授（特任）

執筆協力

保険者機能を推進する会 たばこ対策研究会（平成28〜29年度）

永野行洋	MSD健康保険組合（リーダー）	石井久弓	TDK健康保険組合
宇治野進	三菱電機健康保険組合（担当理事）	服部裕之	デンソー健康保険組合
（以下、所属先 五十音順）		畑中陽子	デンソー健康保険組合
倉重　浩	azbilグループ健康保険組合	上田美惠子	東洋ゴム工業健康保険組合
武内俊明	イオン健康保険組合	古口春子	ニチレイ健康保険組合
山本加奈	SGホールディングスグループ健康保険組合	廣田奈巳	日本アイ・ビー・エム健康保険組合
鈴木　幸	MSD健康保険組合	田口創一郎	日本航空健康保険組合
中村徳男	小田急グループ健康保険組合	菅野麻子	日本中央競馬会健康保険組合
高橋千里	小田急グループ健康保険組合	奥山浩司	日本マクドナルド健康保険組合
杉河　修	オートバックス健康保険組合	佐藤小太郎	日本マクドナルド健康保険組合
土手内利佳	オートバックス健康保険組合	鈴木幸二	ノバルティス健康保険組合
瀬良　徹	花王株式会社	糸岡　賢	野村證券健康保険組合
岡本　正	協和発酵キリン健康保険組合	竜田光代	BIJ健康保険組合
大森佳子	健康保険組合連合会 京都連合会（ワコール健康保険組合）	小菅正順	ボッシュ健康保険組合
渕上武彦	コニカミノルタ健康保険組合	伊東正樹	ポーラ・オルビスグループ健康保険組合
岩﨑可織	株式会社 小松製作所	森戸志保	ポーラ・オルビスグループ健康保険組合
小野道子	サノフィ健康保険組合	小倉剛志	丸井健康保険組合
川畑知江子	サノフィ健康保険組合	塚本　健	三越伊勢丹健康保険組合
井坂徳雄	C&Rグループ健康保険組合	白滝智史	三菱電機健康保険組合
太田紫央里	住友不動産販売健康保険組合	岩本和雄	ヤマトグループ健康保険組合
古寺猛生	ソニー健康保険組合	今井有希子	ヤマトグループ健康保険組合
庄司翔子	ソニー健康保険組合	高橋恵子	ローソン健康保険組合

●一般社団法人 保険者機能を推進する会 たばこ対策研究会とは……

　医療保険者の使命は、被保険者・被扶養者のために、①保健事業に代表される健康づくりを推進する、②保険料を効率的に活用する、③良質な医療を確保する、という3点の実施・実現に努めることです。保険者機能を推進する会は、保険者自身が集い、この使命の実施・実現のため、保険者機能の研究と、その具体的方策の実行を目的としています。たばこ対策研究会はその研究のために立ち上げられました。本研究会では、会員相互で自健保組合の喫煙率、会社との連携、喫煙環境、喫煙対策等について情報交換を行い、課題を共有し、アドバイザーの先生に助言をいただくことで、喫煙対策のヒントが得られるように実践的な活動を行っています。

「現場の声」から知る・考える・つくる
職場の女性のたばこ（喫煙）対策

ISBN978-4-924763-49-4

発　　　行	2017年12月（初版第1刷）
著　　　者	高橋　裕子
発　行　人	菅　国典
発　行　所	株式会社東京法規出版
	〒113-0021　東京都文京区本駒込2-29-22　電話03-5977-0300（代表）

ⓒTokyo hoki Publishing. Co.,Ltd. 2017 Printed in Japan

本誌は「再生紙」及び「植物油インキ」を使用しています

定価は裏表紙に表示しています

TK011270 − R24